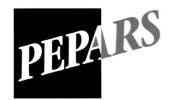

JN095151

【ペパーズ】
編集企画にあたって…

　腫瘍や外傷などの原因による組織欠損を修復する手術は，手術によって得られる効果と患者さんの身体に与える侵襲の程度のバランスで，より低侵襲かつ治療効果の高いものから順に術式を選択していきます．いわゆるReconstructive ladderと呼ばれるものですが，その最上段の手術手技が遊離皮弁による再建術です．遊離皮弁による再建術は中程度から大きな欠損まで幅広く使用でき，その絶大な治療効果から様々な分野での機能的形あるいは態的再建に用いられています．

　本企画にあたっては，遊離皮弁移植の適応となる，乳房，上顎，頬部，頭蓋，下肢，小児，腹壁/胸壁，下顎，外鼻の各領域における再建術について，具体的な症例や図を多く提示しつつ，手術のコツや重要なポイントについて詳述頂くようお願いしました．最終的に様々な再建分野のエキスパートの先生方にお集まりいただくことができ，良好な治療結果が得られるよう遊離皮弁をきれいに仕上げる「肝」についてわかり易くおまとめ頂いたと思います．

　建築家の丹下健三は「美しきもののみ機能的である」という言葉を残しています．再建を行う際も，皮弁の収まりが良くきれいな形態に仕上げることができた時に，術後機能が良好である場合が多いように感じられると思います．単に傷跡が綺麗なだけではなく，美しく機能的な再建を目指すのが再建外科医の使命であると思います．本企画が遊離皮弁による再建に携わる先生方にとって，少しでも役に立てばと願っております．

2022年1月

櫻庭　実

KEY WORDS INDEX

WRITERS FILE

ライターズファイル（五十音順）

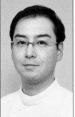

赤澤　聡
（あかざわ　さとし）

2002年　香川医科大学卒業
　　　　社会福祉法人三井記念病院外科，
　　　　レジデント
2006年　東京大学形成外科入局
　　　　同大学病院，医員
2007年　静岡県立静岡がんセンター再
　　　　建・形成外科，シニアレジデント
2009年　静岡県立静岡こども病院，副医長
2010年　山梨大学附属病院形成外科，助教
2015年　静岡県立静岡がんセンター再
　　　　建・形成外科，副医長
2017年　同，医長
2018年　国立がん研究センター中央病院
　　　　形成外科，科長

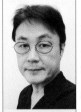

寺尾　保信
（てらお　やすのぶ）

1990年　長崎大学卒業
1992年　東京慈恵会医科大学形
　　　　成外科学講座，助手
1995年　英国Canniesburn
　　　　Hospital留学
1997年　がん・感染症センター
　　　　都立駒込病院形成外科，
　　　　医員
現職　　同病院形成再建外科，部
　　　　長
　　　　東京慈恵会医科大学形
　　　　成外科学講座，准教授

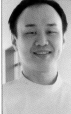

福永　豊
（ふくなが　ゆたか）

2007年　徳島大学卒業
　　　　神鋼病院，初期臨床研修医
2009年　徳島大学病院形成外科・美
　　　　容外科，医員
2010年　高知医療センター形成外
　　　　科，専修医
2012年　国立がん研究センター東病
　　　　院形成外科，がん専門修練
　　　　医
2014年　徳島大学病院形成外科・美
　　　　容外科，医員
2016年　同大学病院安全管理部，特
　　　　任助教
　　　　同大学大学院形成外科学分
　　　　野博士課程修了
2017年　国立がん研究センター東病
　　　　院形成外科，医員

小野　真平
（おの　しんぺい）

2004年　日本医科大学卒業
2006年　同大学形成外科入局
　　　　同大学大学院入学
2010年　医学博士取得
2010年　米国ミシガン大学形成外科留学
　　　　（Dr. Kevin C Chungに師事）
2012年　日本医科大学高度救命救急セン
　　　　ター，助教
2013年　聖隷浜松病院手外科・マイクロ
　　　　サージャリーセンター
2015年　会津中央病院形成外科，部長
2015年　日本医科大学形成外科，講師
2017年　同，准教授

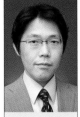

野村　正
（のむら　ただし）

1997年　和歌山県立医科大学卒業
　　　　神戸大学形成外科入局，研
　　　　修医
1999年　東京大学形成外科，医員
2000年　神戸大学形成外科，医員
2004年　国立病院機構姫路医療セン
　　　　ター形成外科，医長
2007年　神戸大学大学院医学研究科
　　　　形成外科学修了
2012年　同大学形成外科，特命講師
2021年　同大学形成外科，准教授

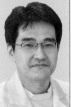

宮本　慎平
（みやもと　しんぺい）

2001年　東京大学卒業
　　　　同大学形成外科入局
2002年　東名厚木病院形成外科
2003年　杏林大学形成外科，助
　　　　手
2007年　国立がんセンター東病
　　　　院形成外科
2010年　国立がん研究センター
　　　　中央病院形成外科
2018年　東京大学形成外科，講
　　　　師

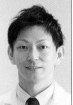

葛城　遼平
（かつらぎ　りょうへい）

2013年　金沢大学卒業
　　　　多根総合病院，初期臨
　　　　床研修
2015年　北野病院乳腺外科・形
　　　　成外科
2020年　生駒市立病院形成外科
2021年　富山大学形成再建外
　　　　科・美容外科，特命助
　　　　教

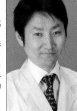

東野　琢也
（ひがしの　たくや）

1999年　九州大学卒業
2006年　帝京大学医学部附属病院形
　　　　成・口腔顎面外科，助手
2008年　東京大学医学部附属病院形
　　　　成外科，助教
2011年　総合病院国保旭中央病院形
　　　　成外科，医長
2013年　同，部長
2014年　国立がん研究センター東病
　　　　院形成外科，医長
2017年　同，科長

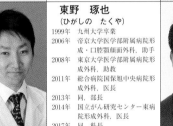

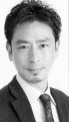

元村　尚嗣
（もとむら　ひさし）

1995年　大阪市立大学卒業
　　　　同大学形成外科入局
1995年　浜松労災病院形成外科
1997年　石切生喜病院形成外科
1999年　天理よろづ相談所病院形成
　　　　外科
2001年　大阪市立大学形成外科，医
　　　　員
2005年　同大学形成外科，講師
2011年　独国Ludwig-Maximilians-
　　　　Universität München留学
2014年　大阪市立大学形成外科，准
　　　　教授
2015年　同，教授

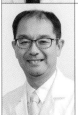

櫻庭　実
（さくらば　みのる）

1990年　弘前大学卒業
　　　　山形県立中央病院，初期研修医
1994年　弘前大学形成外科終了
　　　　山形県立中央病院形成外科
1997年　国立がんセンター東病院，がん専
　　　　門修練医
1998年　同センター中央病院・東病院形成
　　　　外科，医師併任
2003年　Gent大学（ベルギー）形成外科留
　　　　学
2006年　国立がんセンター東病院形成外
　　　　科，医長
2010年　国立がん研究センター東・中央病
　　　　院併任，頭頸部腫瘍科・形成外科
　　　　副科長
2012年　同センター東病院形成外科，科長
2016年　岩手医科大学形成外科，教授

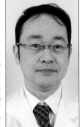

兵藤　伊久夫
（ひょうどう　いくお）

1994年　産業医科大学卒業
　　　　中部ろうさい病院初期研修
1995年　名古屋大学形成外科入局
　　　　中部ろうさい病院形成外科
1996年　名古屋大学形成外科，医員
1997年　愛知県がんセンター，整形
　　　　外科レジデント
1999年　蘚研究会附属病院整形外科
　　　　研修
2000年　名古屋大学形成外科，医員
2001年　愛知県がんセンター中央病
　　　　院頭頸部外科，医長
2008年　同病院形成外科，部長
2021年　産業医科大学形成外科，助
　　　　教

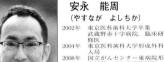

安永　能周
（やすなが　よしちか）

2002年　東京医科歯科大学卒業
　　　　武蔵野赤十字病院，臨床研
　　　　修医
2004年　東京医科歯科大学形成外科
　　　　入局
2008年　国立がんセンター東病院形
　　　　成外科，がん専門修練医
2010年　東京医科歯科大学形成外
　　　　科，助教
2011年　長野県立こども病院形成外
　　　　科，フェロー
2012年　信州大学形成再建外科学教
　　　　室，助教
2018年　伊那中央病院形成外科，主
　　　　任医長
2020年　静岡県立静岡がんセンター
　　　　再建・形成外科，部長

CONTENTS

遊離皮弁をきれいに仕上げる
—私の工夫—

編集／岩手医科大学教授　櫻庭　実

◆編集顧問／栗原邦弘　百束比古　光嶋　勲
◆編集主幹／上田晃一　大慈弥裕之　小川　令

【ぺパーズ】
PEPARS No.182/2022.2◆目次

「PEPARS®」とは Perspective Essential Plastic Aesthetic Reconstructive Surgery の頭文字より構成される造語．

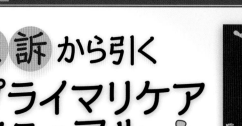
CONTENTS

全日本病院出版会　〒113-0033 東京都文京区本郷 3-16-4　Tel:03-5689-5989
www.zenniti.com　Fax:03-5689-8030

PEPARS No.182：1-8, 2022

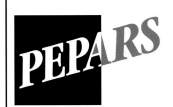

◆特集／遊離皮弁をきれいに仕上げる―私の工夫―

腹部皮弁による乳房再建
―乳房の特徴を表現するための手技―

寺尾保信[*1]　藤井海和子[*2]　冨田祥一[*3]

Key Words：乳房再建（breast reconstruction），深下腹壁動脈穿通枝皮弁（DIEP flap），腹直筋皮弁（TRAM flap），一次再建（immediate reconstruction），二次再建（delayed reconstruction）

Abstract 　腹部皮弁は豊富な組織量を有し，乳房再建の材料として広く用いられている．しかし，皮弁を欠損部に移植するだけでは左右対称の乳房は再建できない．乳房の厚みや下垂だけでなく，乳房前面と側面におけるS状の弯曲を再現してこそ「きれいな仕上げ」となる．そのためには，部分壊死をきたさない血流の良い皮弁と，乳房の特徴を再現するための皮弁の配置が重要となる．さらに乳房切除術式の違いや再建時期，健側の挙上固定術などによって考慮すべき問題がある．当院で行っている術前デザイン，皮弁挙上法，皮弁の配置（方向，折り曲げ方，thinning，皮島の使い方など）および二次修正術に関して述べる．乳房再建は乳癌治療の変化や患者ニーズの多様化により，医師と患者で意思決定を行うshared decision makingの概念が重要となる．腹部皮弁が最善であると判断した症例には，他の方法より優れた結果を出さなければならない．

はじめに

　腹部皮弁による乳房再建は1979年のHolmströmによる遊離移植に始まり[1]，80年代のHartrampfによる有茎横軸腹直筋皮弁（transverse rectus abdominal musculocutaneous flap；以下，TRAM）[2]の報告やzone分類の提唱により普及した[2,3]．その後遊離移植が一般化し，90年代にはAllenが穿通枝皮弁（deep inferior epigastric artery perforator flap；以下，DIEP）とした[4]．腹部皮弁は低侵襲へと進化したが，皮弁を移植するだけでは乳房再建はできない．「きれいな乳房再建」には皮弁の配置（方向，折り込み，thinningなど）が重要となる．ここでは，乳輪乳頭温存乳房切除術（nipple sparing mastectomy；以下，NSM），皮膚温存乳房切除術（skin sparing mastectomy；以下，SSM）および単純乳房切除術（total mastectomy；以下，Bt）に対してDIEPあるいは筋肉温存腹直筋皮弁（muscle sparing TRAM flap；以下，MS-TRAM）を用いた乳房再建の手技を紹介する．

腹部皮弁の適応

　自家組織による再建を希望し，腹部に十分な脂肪がある症例が適応となる．出産希望がある患者も適応となるが，腹部合併症の予防のために術直後の妊娠は避ける[5]．乳房サイズや腹部瘢痕によっては両側血行を検討する．今後は，人工物再建症例の腹部皮弁への置き換え（長期経過後や対側乳癌発症時あるいは対側リスク低減乳房切除術時の両側再建）も増加すると思われる．乳癌治療の変化や患者ニーズの多様化により，乳房再建の術式に関しては医師と患者で意思決定を行うshared decision makingの概念が重要となる．

[*1] Yasunobu TERAO, 〒113-8677　東京都文京区本駒込三丁目18番22号　がん・感染症センター都立駒込病院形成再建外科，部長
[*2] Miwako FUJII, 同，医長
[*3] Shoichi TOMITA, 同，医長

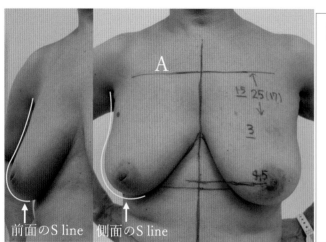
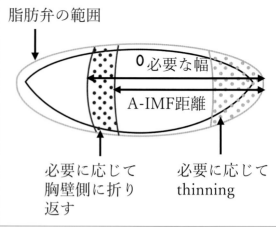

図 1. 術前デザイン　　　　　　　　　　　a｜b

a：右乳癌一次再建．正中線，IMF とその接線，健側乳頭位置，欠損上縁の予測線 A をマーキン
グ．健側乳房の A－IMF 距離（25 cm），A－乳頭距離（17 cm），横幅厚さ（頭側から 1.5 cm，3
cm，4.5 cm）を計測．前面の S line と側面の S line の特徴を意識する（写真は症例 1：図 4-a, b）．

b：腹部デザイン（左側茎で zone Ⅲ を頭側とした場合）．A－IMF 距離に皮弁を胸壁側に折り返す
部分を足した長さの幅が必要となる．

術前デザイン

　立位あるいは座位で正中線と両側の乳房下溝
（inframammary fold：以下，IMF）とその接線，
乳頭位置をマーキングする（これらの交点は臥位
でもずれにくい）．切除上縁の線 A（一次再建では
予測線）を両側に描き，健側乳房の A－IMF 距離，
A－乳頭距離，横幅を計測する．上胸部から乳頭
の厚みをエコーやノギスを用いて計測する（図
1）．しかし，これらの計測値だけでは対称の乳房
を再建することはできない．症例ごとの乳房前方
と側方の S line（陥凹と突出）の特徴を再現するこ
とが重要となる．

　腹部デザインの概形は頭側を臍上縁とする紡錘
形を基本とし，穿通枝の位置や脂肪の厚さによっ
て位置や曲率を調節する．皮島の縦幅は体型によ
り 10～15 cm とする．横幅は必要最小限とするか
余分に採取するかは患者の希望も加味するが，術
前に zone Ⅱ の血流が確定できないので zone Ⅲ（す
なわち皮弁の幅）に余裕を持たせる（小さな皮島に
脂肪を広く付加しても血流は担保できない）．下
垂乳房症例で健側の縮小術や固定術の希望が確定
している場合は，A－IMF 距離および A－乳頭距
離を調節（健側の術後を想定）する．臥位で CT 画

像を参考にドップラー血流計などを用いて穿通枝
の位置と深下腹壁動脈の走行，浅下腹壁動脈の位
置をマーキングする．一般に脂肪が厚い皮弁頭側
を乳房外側に，thinning しやすい zone Ⅲ を乳房頭
側に配置するために血管径は再健側の反対側とな
るが，欠損状況や脂肪の厚さ，腹部瘢痕などによ
り同側から採取あるいは zone Ⅲ を尾側とするこ
ともある．

皮弁の挙上

　皮切の後に脂肪組織を筋膜上まで切開するが，
皮島を大きく超えた脂肪の血流は安定しないため
皮島を超える範囲は 1～3 cm 程度としている．筋
膜上で皮弁を挙上し，穿通枝の外側で腹直筋前鞘
を切開する．深下腹壁動脈の走行を考慮して，そ
のまま尾側に前鞘切開を進めるか腹直筋外側縁で
別切開を加える．穿通枝の剝離は末梢からでも中
枢から（筋体内の深下腹壁動脈を同定して）でもよ
い．MS-TRAM では皮弁に含める複数本の穿通
枝間の筋体のみを採取し，その尾側の筋体を支配
する肋間神経は温存する（図2）．2本の穿通枝を含
む DIEP では穿通枝間の肋間神経は切断せざるを
得ない．その際，神経への刺激で内側の筋体が収
縮する場合（運動神経が含まれる）は神経再縫合を

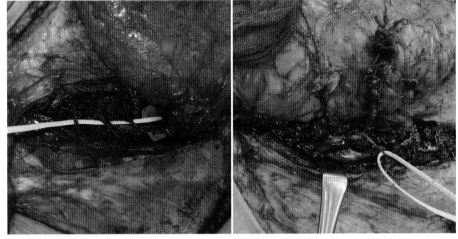

a|b

図 2. 血管茎の剝離と肋間神経の温存
　a：MS-TRAM の血管茎の剝離. 筋体を切開して血管茎を剝離. 採取する筋体より尾側の肋間神経は温存する. シートは深下腹壁動静脈, 血管テープは肋間神経を示す.
　b：DIEP の血管茎の剝離. 複数本の穿通枝を使用する場合は肋間神経（血管テープで示す）を切断するが, 運動神経であれば修復する.

a|b

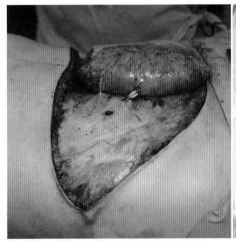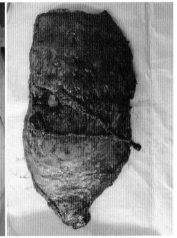

図 3.
術中ICG蛍光造影による皮弁血流の確認
　a：左側茎 MS-TRAM を挙上後に右側穿通枝にクリップをかけて ICG 蛍光造影を行った.
　b：左側茎のみでは zone Ⅱ の血流が不十分であったため, 右側の穿通枝を皮弁内で吻合（写真は症例 4：図 5-c, d）.

行うが, 神経が表層にあって収縮しない場合（主に知覚神経）は再縫合を行っていない. 浅下腹壁静脈は術後静脈血栓に備えて 2～3 cm 付加しておく. 浅下腹壁動脈は吻合に適する口径であれば静脈同様に付加しておく.

　使用できる zone Ⅱ の範囲はインドシアニングリーン（indocyanine green；以下 ICG）蛍光造影を行わないと確定できない[6]. Zone Ⅱ を広く使用する場合は, 対側の穿通枝にクリップをかけて造影を行い必要に応じて両側血行とする. 筆者らは高度肥満症例や zone Ⅱ と Ⅲ を広く必要とする症例では穿通枝 2 本を含めた DIEP あるいは MS-TRAM として挙上し, なおかつ必要に応じて両

側血行としている[7]（図 3）.

胸部の準備

　切除範囲を確認し, 頭側の切除が予測と異なる場合は A 線を修正する. 尾側の切除が IMF を超える場合は, IMF の皮下組織を胸壁に固定する. 皮弁血流を ICG 蛍光造影で確認する際に胸部皮膚も観察し, 明らかな不良部位は追加切除しておく. 側胸部の脂肪組織が背側に移動しないように胸壁に固定する. 吻合血管は内胸動静脈あるいは胸背動静脈前鋸筋枝を主に使用している. 内胸動静脈の展開は肋間で行う（大胸筋翻転と肋間筋切除）が, 肋間が狭い場合は肋軟骨を切除する.

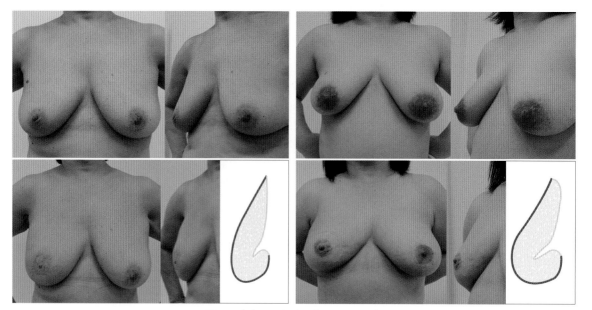

図 4. 皮弁の配置（下垂乳房の場合）

a：症例1：68歳，右乳癌，縦に下垂した乳房

b：症例1：SSM および MS-TRAM による一次再建後2年．皮弁を縦に配置，zone Ⅲ を thinning して上胸部に充填，zone Ⅱ を折り重ねることでマウンドを再建（シェーマ）

c：症例2：47歳，右乳癌，外に下垂した乳房，健側固定術希望

d：症例2：Bt および MS-TRAM による一次再建後5年．皮弁を斜めに配置，thinning は行わずに折り重ねることで上胸部とマウンドを再建．健側固定術を考慮して A−IMF 距離を短縮．二次的にマウンド頭側の脂肪を切除して陥凹曲面を作成（シェーマ）

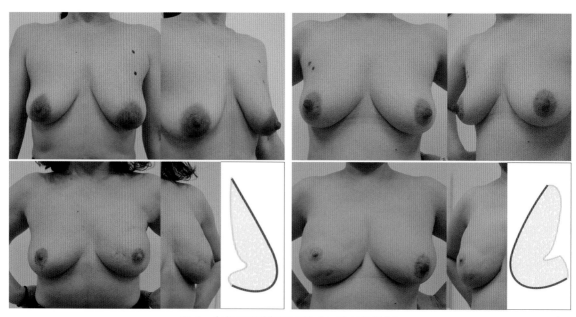

図 5. 皮弁の配置（下垂が少ない乳房の場合）

a：症例3：47歳，左乳癌，縦に下垂した乳房，健側固定術希望

b：症例3：Bt および MS-TRAM による一次再建後6年．皮弁を縦に配置，zone Ⅲ を thinning して上胸部に充填，zone Ⅱ も thinning して立てるように折ることでマウンドの厚みを再建，健側固定術を考慮して A−IMF 距離を短縮

c：症例4：43歳，右乳癌，外に下垂した乳房

d：症例4：Bt および両側茎 MS-TRAM＋DIEP による一次再建後6年（体重増加8 kg）．皮弁を斜めに配置，thinning は行わずに立てるように折ることでマウンドを再建．マウンド頭側から外側が大きく S line が再建できていない．

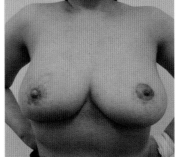
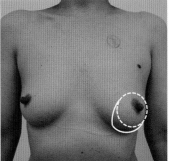
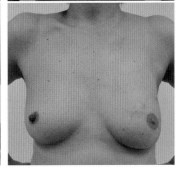

図 6.
一次再建における皮膚欠損の縫縮あるい
は拡大
　a：症例5：42歳，右乳癌，Bt の乳輪
　　　縁を僅かに超える皮膚切除（点線）を
　　　乳輪サイズに縫縮
　b：症例5：MS-TRAM による一次再
　　　建後2年
　c：症例6：49歳，左乳癌，Bt の皮膚
　　　切除（点線）を IMF（実線）まで拡大
　d：症例6：DIEP による一次再建後6
　　　年

マウンド形成

1．一次一期再建

　Zone Ⅲを上胸部に配置して zone Ⅰ，Ⅱでマウ
ンドを作成することを基本としている．Zone Ⅲは
必要に応じて thinning を行い頭側に仮固定し，座
位に起こしてマウンドを作成する．乳房の形態に
よって皮弁の配置（縦か斜めか）と折り込み方
（zone Ⅱを重ねるように折るか立てるように折る
か）を決める（図4，5）．A－IMF 距離，A－乳頭
距離（NSM の場合）を合わせ，前面および側面の S
line を健側に近似させ乳房の特徴を再現する．し
かしマウンドの作成においては，皮弁を折り込む
ことで大きくなりすぎ（脂肪が硬いと折ること自
体難しい），折り込まないと足りなくなる場合も
ある．マウンド頭側の陥凹の作成においては，皮
弁外側を側胸部に固定することである程度作れる
が対称性を得ることは難しい．一次的な thinning
である程度の S line を作成し，必要に応じて二次
的に脂肪切除などで仕上げることも検討する．
　Bt，SSM では皮島範囲をマーキングするが，皮
膚欠損範囲が乳輪サイズを僅かに超える場合は，
欠損部を乳輪サイズに縫縮して皮島の露出を乳輪
乳頭範囲にとどめる．皮膚切除が乳房尾側に広が

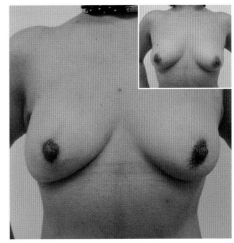

図 7．NSM に対する一次一期再建
症例7：42歳，右乳癌，外側に突出した乳房.
NSM および DIEP による一次一期再建後3年．乳
頭の変位はない（枠内は術前）

る場合は，皮島を IMF に一致させることも検討す
る（図6）．仰臥位に戻して仮固定を外し，脱上皮
を行う．血管吻合の後に頭側から皮弁を固定し，
最後に座位で確認しながら微調整を行う．NSM
ではこの時点で乳輪・乳頭が対称であれば，術後
に変位しないので乳頭の固定は行っていない[8]
（図7）．

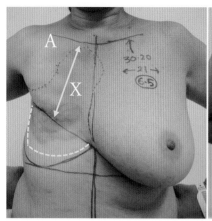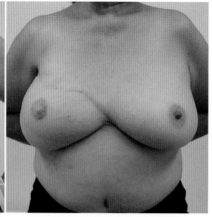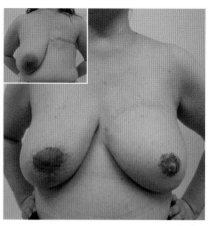

図 8. 二次一期再建（resurfacing）

a｜b｜c

a：症例 8：64 歳，右乳癌，Bt＋Ax 後 18 年．一次再建のデザインに加え A－瘢痕
距離 X も計測．瘢痕－IMF 間の皮膚を切除して，健側の A－IMF 距離（30 cm）か
ら X を引いた長さの皮島に置き換える．腹部閉創で IMF は尾側に移動するため，
皮膚の切除は IMF より頭側（点線）とする（腹部閉創後に調整）．

b：症例 8：MS-TRAM による二次一期再建後 7 年．皮弁は斜めに配置，zone Ⅲ
を thinning して上胸部に充填，zone Ⅱ を立てるように折ることでマウンドを再
建

c：症例 9：52 歳，左乳癌，Bt 後 1 年で両側茎 MS-TRAM＋DIEP による二次一期
再建，術後 6 年（枠内は再建前）．皮弁は縦に配置，thinning は行わずに zone Ⅱ
を折り重ねることでマウンドの下垂と厚みを再建，健側固定術を考慮して瘢痕－
IMF 距離を短縮

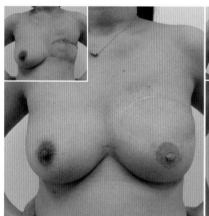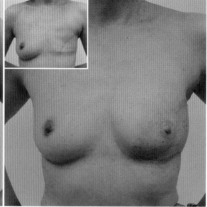

a｜b

図 9.

二次一期再建（瘢痕部分に皮島を露出）

a：症例 10：52 歳，左乳癌，Bt 後
4 か月で DIEP による二次一期再
建，術後 6 年（枠内は再建前）．早
期の二次再建であったため尾側皮
膚が拡張した．

b：症例 11：47 歳，左乳癌，Bt＋
Ax＋RT 後 1 年で DIEP による二
次一期再建，術後 2 年（枠内は再建
前）．IMF までの瘢痕に皮島を差
し込みマウンドを作成

2．二次一期再建

　術前デザインでは A－瘢痕距離も計測する．下
垂のある大きな乳房や放射線治療後では，瘢痕尾
側の皮膚が十分拡張しない．瘢痕と IMF の間の皮
膚を切除（あるいは脱上皮）して皮島に置き換える
resurfacing を行うことで，尾側の瘢痕を隠すこと
ができる[9]（図 8）．露出させる皮島は，健側 A－
IMF 距離から A－瘢痕距離を引いた長さになる．
IMF 外側まで胸部皮膚を切除すると皮島の幅が

足りなくなるため，外側の切除範囲は皮島を配置
しながら決定する．また瘢痕の解除と腹部の閉創
により IMF が尾側に変位するため，IMF の位置
はデザイン線より 3 cm 程度頭側とし，腹部閉創
後に座位で調整する．下垂が軽度な症例，IMF ま
で瘢痕がある症例，切除から間もない症例などで
は瘢痕に（必要に応じて切開を加えて）皮島を入れ
込むことで対称な形態となる（図 9）．

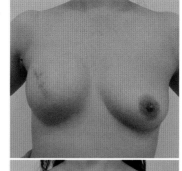
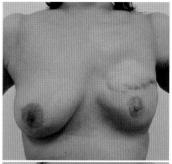
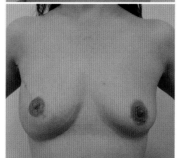
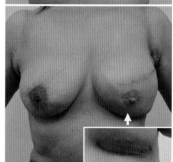

図 10.
TE あるいはインプラントからの交換
  a：症例 12：46 歳，右乳癌，他院で
    Bt＋TE 留置
  b：症例 12：DIEP による二期再建後 1
    年 6 か月
  c：症例 13：52 歳，左乳癌，乳房イン
    プラントによる一次二期再建と右乳
    房固定術後 7 年．上胸部が陥凹し，乳
    頭－IMF 距離が短いために下垂形状
    が非対称
  d：症例 13：DIEP による二次再建後 5
    か月．IMF を切開し 2 cm 幅の皮島を
    露出させて乳頭－IMF 距離を延長
    （枠内は皮島を下方から見た図）．

3．二期再建および乳房インプラントからの交換

組織拡張器(tissue expander；以下，TE)あるいは乳房インプラントで十分な皮膚面積が得られている場合は，人工物および被膜を切除して大胸筋を胸壁に戻し，NSM に対する一期再建に準じた再建を行う(図10)．しかし，TE や乳房インプラントの頭側変位あるいはサイズ不足がある場合，その程度によっては皮島を露出させないと対称の乳房にはならない．下垂乳房ではIMFに皮島を出すことで皮島を隠しつつ対称の乳房を作成でき，患者にも受け入れられやすい．健側と患側の鎖骨－IMF距離の差が皮島の幅となる(図10)．二次再建の resurfacing と同様に IMF は腹部閉創で尾側に牽引されるので，やや頭側に設定する．

修正術

厚く硬い皮弁の脂肪で薄く下垂した乳房を再建することや，前面および側面の S line の陥凹を一期的に再建することは難しい．二次的に局所麻酔下に脂肪切除(あるいは吸引)で修正を行うことも考慮する．脂肪を切除する範囲をマーキングし，術中は必要に応じて座位で確認しながら上胸部からマウンドの局面を対称に仕上げる．IMF が尾側

にずれた場合は，皮島縁からアプローチが可能な場合は余分な脂肪を切除して IMF の固定を行うが，NSM などで直視下のアプローチができない場合は IMF 周囲の脂肪を吸引した後に drawstring 法で IMF の再建を行っている(図11)．

まとめ

自家組織での乳房再建では，健側の計測値に合わせるだけでなく乳房の特徴まで再建することが求められる．そのために必要な面積と容量の皮弁とその血流を確保し，適正な配置を行うことが重要である．腹部皮弁における再建の方法と，修正手術の実際を述べた．

参考文献

1) Holmström, H.：The free abdominoplasty flap and its use in breast reconstruction. An experimental study and clinical case report. Scand J Plast Reconstr Surg. **13**：423-427, 1979.
2) Hartrampf, C. R., et al.：Breast reconstruction with a transverse abdominal island flap. Plast Reconstr Surg. **69**：216-224, 1982.
3) Scheflan, M., et al.：The transverse abdominal island flap：part 1. Indications, contraindications, results, and complications. Ann Plast Surg. **10**：

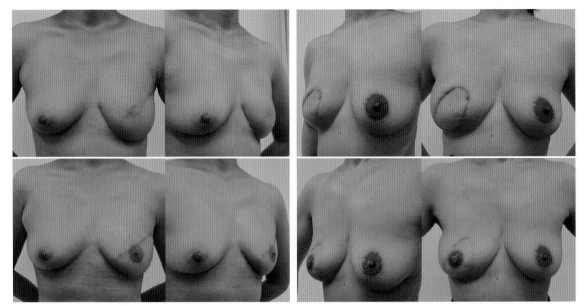

図 11. 修正術

a｜c
b｜d

a：症例 14：42 歳，左乳癌，一次二期 DIEP 再建後 8 か月．IMF が約 2 cm 低く鎖骨 − IMF
　距離が長い．
b：症例 14：修正術（皮島切除で鎖骨 − IMF 距離を短縮，drawstring 法による IMF の挙
　上，乳頭形成）後 9 か月
c：症例 15：47 歳，右乳癌，一次一期 DIEP 再建後 4 か月．マウンド頭側が大きく凸曲面
d：症例 15：修正術（マウンド頭側から外側の脂肪切除，乳頭形成）後 5 年

24-35, 1983.

4）Allen, R. J., et al.：Deep inferior epigastric perfo-rator flap for breast reconstruction. Ann Plast Surg. **32**：32-38, 1994.

5）Sadaf, A., et al.：Systemic review of effects of pregnancy on breast and abdominal contour after TRAM/DIEP breast reconstruction in breast cancer survivors. Breast Cancer Res Treat. **152**：9-15, 2015.
　Summary　腹部皮弁移植後の出産に関するレビュー．術後早期の妊娠は腹部合併症のリスクとなる．

6）Yamaguchi, S., et al.：The "perfusion map" of the unipedicle TRAM flap to reduce postoperative partial necrosis. Ann Plast Surg. **53**：205-209, 2004.
　Summary　ICG による TRAM flap の皮弁血流範囲評価の初めての論文．

7）Takeishi, M.：Muscle sparing-2 transverse rec-tus abdominis musculocutaneous flap for breast reconstruction：a comparison with deep inferior epigastric perforator flap. Microsurgery. **28**：650-655, 2008.
　Summary　複数本の穿通枝を含めることで皮弁生着範囲が広がるとする報告．

8）渕之上祐子ほか：ハイドロコロイドフォームを用いた NAC 頭側変位予防の検討．Oncoplast Breast Surg. **4**：113-119，2019.
　Summary　NSM の乳頭変位の予防法．自家組織再建では変位は生じなかったと報告．

9）Restifo, R. J.：The "Aesthetic subunit" principle in late TRAM flap breast reconstruction. Ann Plast Surg. **42**：235-239, 1999.
　Summary　乳房再建での aesthetic unit に基づく resurfacing の初めての論文．

PEPARS No.182：9-20, 2022

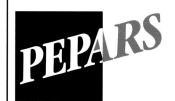

◆特集／遊離皮弁をきれいに仕上げる―私の工夫―

腹部以外の遊離皮弁による乳房再建

葛城遼平[*1]　佐武利彦[*2]

Key Words：乳房再建(breast reconstruction)，深大腿動脈穿通枝皮弁(profunda artery perforator flap)，内側大腿回旋動脈穿通枝皮弁(medial circumflex femoral artery perforator flap)，上殿動脈穿通枝皮弁(superior gluteal artery perforator flap)，下殿動脈穿通枝皮弁(inferior gluteal artery perforator flap)，深下腹壁動脈穿通枝皮弁(deep inferior epigastric artery perforator flap)

Abstract　自家組織乳房再建において，深下腹壁動脈穿通枝皮弁(deep inferior epigastric artery perforator flap；DIEP flap)や広背筋皮弁を用いた再建が一般的である．我々の施設では，これらの皮弁以外にも深大腿動脈穿通枝皮弁(profunda artery perforator flap；PAP flap)，上殿動脈穿通枝皮弁(superior gluteal artery perforator flap；SGAP flap)，下殿動脈穿通枝皮弁(inferior gluteal artery perforator flap；IGAP flap)などを用いて，患者それぞれの特性に応じた乳房再建を施行している．今回，PAP flap と SGAP flap を中心に解説する．PAP flap は，挙児希望のある患者や，痩せ型で乳房が小さく，かつ腹部の皮下脂肪の少ない患者にとって，広背筋皮弁に代わる有用な再建方法であると考える．一方，SGAP flap は手術手技の難易度は高いが，プロジェクションのある大きめの乳房を再建するには唯一無二の最適な皮弁である．それぞれの皮弁の適応，デザイン，皮弁挙上からマウンド形成までの手術手技に関して，工夫や最近のトピックを交えながら説明する．腹部皮弁に加え，大腿部，殿部もドナーの選択肢に加えることで，乳房をよりきれい仕上げることができる．

はじめに

　現在，自家組織乳房再建では深下腹壁動静脈穿通枝皮弁(deep inferior epigastric perforator flap；以下，DIEP flap)や広背筋皮弁(latissimus dorsi myocutaneous flap；以下，LDMC flap)を用いた再建方法が一般的である．しかし，症例によっては再建材料として DIEP flap や LDMC flap を選択できない場合がある．DIEP flap を選択することが難しい具体的な患者として，挙児希望のある患者，腹部の皮下脂肪が少なく健側乳房の大きな患者，開腹術や腹部の脂肪吸引の既往のある患者，両側異時性乳癌で既に下腹部の遊離皮弁で再建されている患者などが挙げられ，これらの患

者では他の再建材料を選択する必要がある．また，DIEP flap が使用可能な場合でも，乳房が小さめで痩せ型の患者には大腿部を，乳房が大きめでプロジェクションのある患者には殿部をドナーとして選択している．

　今回，大腿部と殿部の遊離穿通枝皮弁による乳房再建術の適応，手術手技を説明し，考察の中で手術時の工夫やトピックについて触れる．

大腿近位部の遊離皮弁
PAP(profunda artery perforator)flap/
MCFAp(medial circumflex femoral artery perforator)flap

1．適　応
A．体型，乳房形態からの適応

　本皮弁は乳房が比較的小さな患者を適応としている．具体的には切除検体の重量が 250 g 以下で A～B cup を念頭に置いている．挙児希望のある

*1 Ryohei KATSURAGI, 〒930-0194　富山市杉谷 2630 番地　富山大学学術研究部医学系形成再建外科・美容外科，特命助教
*2 Toshihiko SATAKE，同，教授

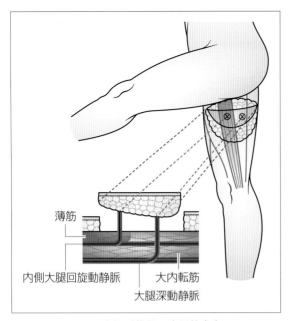

図 1. 大腿近位部の穿通枝皮弁
大腿近位部内側の前方では内側大腿回旋動脈の穿通枝が薄筋を貫く．その後方では，大腿深動脈から穿通枝が直接派生する．前者による皮弁がMCFAp flapであり，後者がPAP flapである．大腿深動脈の穿通枝は大腿基部から8.0 cm下方，薄筋後縁より3.0 cm後方に存在する．この穿通枝は皮弁後方の方が厚い皮下脂肪に入る．

(参考文献3より引用改変)

痩せ体型の患者や，授乳後に乳房が萎縮して下垂傾向にある患者の再建材料として相応しい．

B．術式からの適応

大腿部の皮膚は色素沈着を有する場合があり，カラーマッチの観点からは乳房切除後で皮膚欠損を補う症例よりも，NSMやSSM後で皮膚欠損がわずかな症例の方が適している．そのため，tissue expander(以下，TE)により乳房皮膚の伸展が期待できる場合には1次2期もしくは2次2期での再建が望ましい．一方，SSM後でNAC再建を行う必要がある場合には色素沈着はむしろ好都合となるため，NAC作成部位にモニター皮弁として皮島を露出させている．また，大腿部皮弁は乳房切除術後の全乳房再建以外に，乳房部分切除後の大きな区域欠損に対する再建にも有用であり，TAP(thoracodorsal artery perforator)flapやLI-CAP(lateral intercostal artery perforator)flapなどの有茎皮弁とともに選択肢の1つとしている．TAP flapやLI-CAP flapは血管吻合を必要としないこ

とが利点であるが，有用性は外側区域が欠損する症例に限定され，側胸部がbulkyとなることが欠点である．これに対しPAP flapは外側区域に限らず，どの区域の欠損に対しても汎用性のあるvolume replacement techniqueである．

2．大腿近位部の解剖

大腿近位部の内側面から後面には，痩せ型の女性であっても比較的厚みのある皮下脂肪があることが多い．内側大腿回旋動静脈からの穿通枝が大腿内側の中央付近に存在し，それより後方では大腿深動脈から穿通枝が直接派生している．この2種類の異なる穿通枝によりそれぞれ穿通枝皮弁が挙上できる．内側大腿回旋動静脈からの穿通枝で挙上できるのがMCFAp flapであり[1]~[3]，後方の穿通枝からはPAP flapが挙上できる[4][5](図1)．

大腿深動静脈の穿通枝は，皮弁後方のより皮下脂肪の厚い組織へ流入し，内側大腿回旋動静脈の穿通枝よりも外径が大きいことから，PAP flapを大腿部皮弁の第一選択としている．今回はPAP flapを中心に解説する．

A．血管解剖

大腿近位部の内側面から後面にかけては，長内転筋，薄筋，大内転筋，半膜様筋，半腱様筋，大腿二頭筋がある．大内転筋から半膜様筋，半腱様筋の領域では，鼠径部よりおよそ8.0 cm遠位で大腿深動脈より第一内側枝が大腿の内側面と後面に分枝し，穿通枝を派生している[4]．我々の経験では，片側大腿で平均3.9本の穿通枝を認め，それらは大腿基部から5.0~13.0 cmの部位に存在していた[6]．穿通枝の存在部位で最も多かったのは大内転筋の筋体内の穿通枝で，次いで大内転筋と半膜様筋との筋間中隔穿通枝であった．

3．皮弁のデザイン

まず，MDCTを参考に超音波ドップラー血流計を用いて穿通枝をマーキングする．穿通枝の探索は，手術時の体位(仰臥位，股関節は45°屈曲で60°外旋，膝関節は90°屈曲)で行う．大腿深動静脈の穿通枝の存在部位は，大腿基部より8.0 cm遠位，薄筋後縁より3.0 cm後方が目安となる．

続いて，立位にて皮弁のデザインを行う(図2-a)．ピンチテストで大腿内側の皮膚のゆとりを確

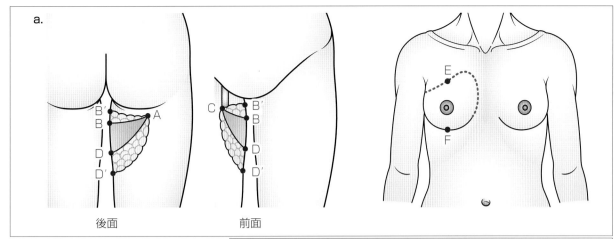

図 2.
PAP flap のデザイン
a：皮島，脂肪弁のデザイン
　後縁（A）：下殿溝の一番深い部位から 1.5～2.0 cm 尾側
　上縁側中点（B）：大腿内側の一番膨らみのある点
　前縁（C）：大腿静脈外側縁で鼠径部より 2 cm 尾側
　下縁側中点（D）：B より 4.0～5.5 cm 尾側
　皮島幅（B-D）：痩せ型の人 4.0～4.5 cm，太めの人 5.0～5.5 cm
　乳房の大きさに応じて皮島上縁，下縁に脂肪弁をデザインする.
　脂肪弁上縁（B'），脂肪弁下縁（D'），乳房正中上縁（E），乳房正中下縁（F）
　皮弁幅（B'-D'）＝乳房の大きさ（E-F）
b：皮弁の採取側
　皮弁は上下左右そのままの状態で胸壁に設置する. 穿通枝は皮島の後縁側 1/3 に存在し，得られる血管柄は通常 4～7 cm と短い.
　レシピエント血管が内側の場合は同側から，外側の場合は対側から皮弁を採取する.

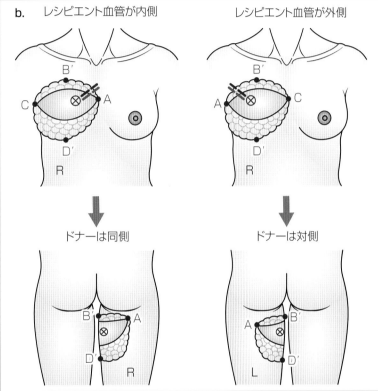

認しておく. 皮島の後縁は下殿溝の一番深い部位から 1.5～2.0 cm ほど尾側に，皮島の前縁は鼠径から 2.0 cm ほど尾側で大腿静脈外側縁付近に設定する. 次に，後方正面もしくは前方正面から見た際に大腿内側の一番膨らみのある点を中点としてマーキングする. 前縁，後縁，中点の 3 点を通る線が皮島の上縁となる. 皮島の幅は痩せ型の人で 4.0～4.5 cm，太めの人では 5.0～5.5 cm に設定する. 中点から皮島幅の分だけ尾側にマーキングし，この点を通るように膝方向に凸な下縁をデザ

インする. 皮島を越える脂肪弁は乳房の大きさによって決めているが，上方が 1.0～2.0 cm 幅，下方では 3.0～4.0 cm 幅程度としている. 皮弁は採取後，上下左右そのままの状態で乳房マウンドを作成するため，BD 領域の形成には下方の脂肪弁が重要となる. ドナーの採取側については，皮弁内穿通枝の位置の理解が必要である. PAP flap の場合，穿通枝は皮弁の後縁側 1/3 に位置しているため，内胸動静脈など胸壁内側の血管をレシピエント血管とする場合には同側大腿から採取する.

一方，胸背動静脈や外側胸動静脈など胸壁外側の血管を用いる場合は，対側大腿より採取する（図2-b）．なお，MCFAp flap の場合，皮弁内穿通枝は前縁側 1/3 に位置しているため，レシピエント血管が内側の場合は対側大腿に，外側の場合は同側にデザインしている．

4．手術手技
A．皮弁挙上

皮弁挙上は仰臥位，股関節 45° 屈曲，60° 外旋位，膝関節 90° 屈曲にて開始する．デザインに沿って皮膚切開し，皮島の上下縁に舌状の脂肪弁を作成した後，前方側から挙上を行う．前方ではまず長内転筋が確認できる．ここでは術後のリンパ漏や漿液腫の発生を避けるべく，深筋膜上に脂肪を残しながら剥離を進める．剥離途中に大伏在静脈への分枝が確認できた場合はドレナージ静脈として皮弁に含めておく．長内転筋上で剥離を進めると後縁に脂肪織が確認でき，これが薄筋前縁のメルクマールになる．ここからは深筋膜下に剥離を進め，薄筋の穿通枝 1 本をバックアップ用に確保しておく．薄筋での剥離を終えたら大内転筋，半膜様筋上での操作を進める．ここでも深筋膜下に剥離を進め，大内転筋の筋体内穿通枝や半膜様筋との筋間穿通枝で確認できるものは全て確保しておく．穿通枝の太さや皮弁内での位置を参考に，複数の穿通枝から 1 本を選択し，それより後方の剥離は深筋膜上で行う．深筋膜上で剥離することで前方剥離時と同様，リンパ漏や漿液腫が予防でき，また後大腿皮神経の損傷を予防できる．続いて，内転筋群を挙上しながら深部へ穿通枝の剥離を進める．この際の注意点は，大内転筋を強く圧排しないことである．裏面には坐骨神経が走行し，筋鉤でむやみに圧排すると術後一時的に神経障害が生じる恐れがある．そのため，助手には二爪鉤で軽く挙上してもらうようにしている．レシピエント血管と血管吻合するのに無理のない口径差，血管柄を得たところで剥離を終了し，大腿深動脈本幹の血流は温存する．皮弁の切離前に ICG で血流評価を行っているが，薄筋領域で尾側の染色が一部不良となるものの脂肪壊死の経験は少ない．

B．血管吻合・マウンド作成

皮弁の血管柄は短いが，レシピエント血管との口径差が問題となることは少なく，血管吻合は特別難しいわけではない．採取した皮弁は上下そのままの状態で胸部の欠損に移植し，皮弁の下方側の脂肪弁辺縁を乳房下溝線部に一致させる．胸壁外側のレシピエント血管に吻合した場合にはトリミングはほとんど行わずに済むが，内胸動静脈に吻合した場合には A 領域のトリミングが必要になることが多い．ドレーンは 15 Fr の持続吸引ドレーンを皮下，皮弁下に 1 本ずつ留置している．

C．術後管理

ドナー部の緊張を緩和させるために術後 48 時間は股関節および膝関節を伸展位に保持しており，術後 10 日間は吻合部への緊張を避けるために再建側の肩関節の運動は控えるように指示している．ドレーンは術後 4 日目以降，淡血性 30 ml 以下を目安に抜去している．また，ドナー部の漿液腫予防のために術後 2 か月は殿部から膝上までのガードルを着用させている．漿液腫となった場合は 18 G 針にて適宜穿刺を行っているが 1 か月を超えて貯留することは少ない．

症例 1：43 歳，女性，左乳癌術後（図 3）

9 年前に他院でインプラントによる乳房再建を施行された．乳房インプラント関連未分化大細胞型リンパ腫のリスクを考慮して，インプラント抜去，被膜除去ならびに自家組織再建を目的に当院を受診した．BMI は 20.3 kg/m² で痩せ型，出産歴 1 回（自然分娩）で今後の挙児希望はなかった．下腹部の皮下脂肪は薄く，乳房も小さかったため大腿部穿通枝皮弁による乳房再建術を予定した．前胸部の切開線よりアプローチし，インプラントと被膜を除去した後，第 3 肋間で内胸動静脈を展開した．摘出インプラントの重量は 170 g であった．次に，左大腿より皮弁を採取した．皮弁のデザインは，皮島の幅 5.0 cm，長さ 21.0 cm，脂肪弁は上縁 2.0 cm，下縁 4.0 cm とした．大内転筋穿通枝を閉鎖神経と交差するまで深部へ追い，6 cm の血管柄を得た．皮弁総重量は 169 g で，切離前の ICG 造影では皮弁のほぼ全域が造影された．

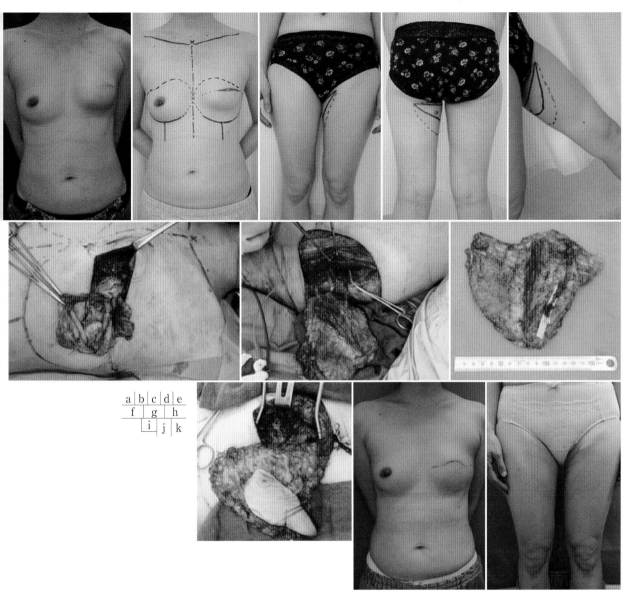

図 3. 症例 1：43 歳，左乳癌術後

a：術前正面．左 SSM 後インプラント再建を施行．BMI 20.3 kg/m² で痩せ型，下腹部の皮下脂肪も薄
　い．健側乳房は比較的小さめで，再建乳房はやや頭側へ偏位している．

b：術前デザイン

c～e：ドナー部デザイン．左大腿内側に PAP flap をデザインした．皮弁後方寄りに穿通枝を認める．

f：術中所見．インプラント摘出後，被膜を切除した．

g：術中所見．大内転筋穿通枝を 1 本剝離，6.0 cm の血管柄を得た．

h：PAP flap．皮弁重量は 169 g．大伏在静脈の枝（緑クリップ）をドレナージ静脈として確保した．

i：術中所見．皮弁の上下はそのまま設置し，内胸動静脈脈と血管吻合した．

j：術後正面．術後 6 か月．形態は良好で今後乳輪・乳頭再建を予定している．

k：術後ドナー部．大腿前面に dog ear を認めるが，内側の陥凹は目立たない．

穿通動脈は直径 1.0 mm，伴走静脈は 2.1 mm と
1.2 mm であった．穿通動脈は内胸動脈中枢側と，
伴走静脈は内胸静脈の中枢側，末梢側とそれぞれ
端々吻合した．皮弁上下はそのままで，30°ほど時
計方向に回転して固定し，モニター皮弁以外は脱
上皮した（皮弁移植量 165 g）．手術時間 5 時間 13
分．術後半年での乳房形態は良好で，今後乳輪・
乳頭再建を予定している．

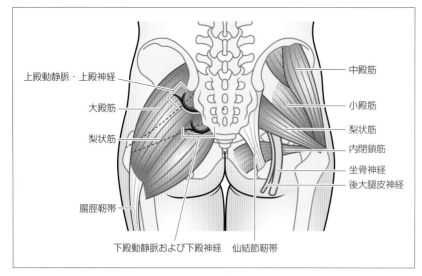

上殿動静脈・上殿神経

大殿筋

梨状筋

腸脛靭帯

下殿動静脈および下殿神経　　仙結節靭帯

中殿筋

小殿筋

梨状筋

内閉鎖筋

坐骨神経

後大腿皮神経

図 4.
殿部の解剖
左側は大殿筋と梨状筋(アウトライン)および上下殿動静脈・神経を示す. 右側は大殿筋の下層であるが, 殿筋群は主要なものだけを示している.

殿部の遊離皮弁
GAP(gluteal artery perforator)flap

1．適　応
A．体型，乳房形態からの適応

　本皮弁は挙児希望のある患者で，プロジェクションのある下垂のない乳房を適応としている. 挙児希望がなくとも，痩せ型で下腹部に皮下脂肪のない患者にも適している. 大きさとしては 350 g 以下であれば片側からの皮弁で再建可能で，下腹部皮弁が適応とならず大腿部皮弁では組織量が足りないような患者にはよい適応となる. 必要組織量によっては両側から皮弁を採取して再建することも可能である.

B．術式からの適応

　殿部の皮膚は色素沈着やストレッチマークを有する場合があり，毛穴が目立つことも多い. ゆえに，殿部の皮膚を露出させないような乳癌術式が望ましく，NSM や SSM 後で皮膚欠損のない再建症例が適している. TE により乳房皮膚の伸展が期待できる場合には 1 次 2 期もしくは 2 次 2 期での再建が望ましい.

　我々はこれまで殿部穿通枝皮弁として上殿動脈穿通枝皮弁(SGAP flap)と下殿動脈穿通枝皮弁(IGAP flap)による乳房再建を施行してきた[7]~[9]. IGAP flap は，SGAP flap よりも皮弁採取量が多く，血管柄も長く採取できるという利点を有するが，坐骨部付近に瘢痕が残り下殿溝の術後の左右差も

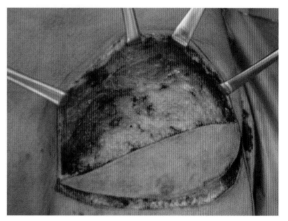

図 5. 殿部の脂肪
殿部の脂肪は線維性結合織に富んで脂肪小葉が粒状である. 荷重部のため PAFS(protective adipofascial system)が発達しており，硬くて張りのある乳房を形成しやすい.

目立つため適応を両側再建の場合に限っており，片側再建の場合には SGAP を優先的に用いるようにしている. 今回は SGAP について解説する.

2．殿部の解剖

　殿部の筋群には大殿筋，中殿筋，梨状筋，小殿筋などが存在する(図 4). このうち最も表層に位置し，大きな筋体を有する大殿筋は，起始部が後殿筋線，仙棘筋腱，仙骨および寛骨の背側面，仙結節靭帯で，大腿骨の殿筋粗面，腸脛靭帯に停止しており，股関節の伸展と内旋，外旋の補助的な役割を担っている[10]. 殿部の脂肪織そのものは線維性結合織に富み脂肪小葉が粒状であり(図 5)，下腹部や大腿部などの柔らかい脂肪織に比べて少

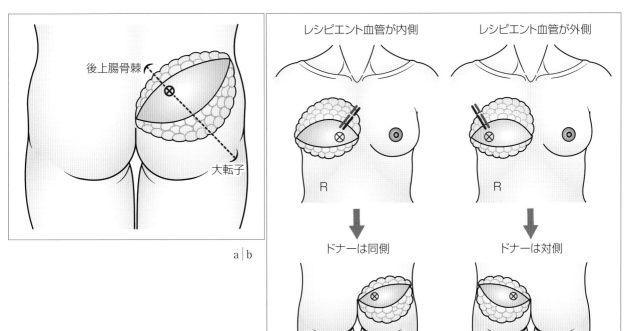

図 6. SGAP flap のデザイン

a：皮島，脂肪弁のデザイン．穿通枝は後上腸骨棘と大転子部を結ぶ線上で，後上腸骨棘よりのおよそ 1/3 の部位に分布している．皮島の内側縁は殿裂上縁付近の仙骨外側で，外側上方の上前腸骨棘の後方に向かう紡錘形としている．皮島の大きさは幅 4.0〜5.5 cm×長さ 20.0〜25.0 cm とし，脂肪弁は上方 3.0〜4.0 cm，下方は 4.0〜5.0 cm に留めている．

b：皮弁の採取側．皮弁は上下反転させて胸壁に設置する．穿通枝は皮島の内側よりであり，得られる血管柄は短い．レシピエント血管が内側の場合は同側から，外側の場合は対側から皮弁を採取する．

し硬いため，下垂した乳房よりもプロジェクションの明瞭な硬くて張りのある乳房を形成しやすい．

A．血管解剖

大殿筋の栄養血管は，内腸骨動静脈が骨盤外に出た後に分岐する上殿動静脈と下殿動静脈である．上殿動静脈は梨状筋の上縁(中殿筋の下縁)を経て浅枝と深枝に分かれる．浅枝は大殿筋の上半分を栄養した後に殿部上方の皮下で後上腸骨棘と大転子部を結ぶ線上で，後上腸骨棘よりのおよそ 1/3 の部位を中心に 3〜4 本程度の穿通枝(SGAP)を派生している．深枝は中殿筋と腸骨の間を走行している[11)12)]．Rozen らは 80 人の CT angiography による解剖学的検討にて，0.8 mm 以上の上殿動静脈の太い穿通枝を平均 4 本認めたと報告している[13)]．

3．皮弁のデザイン

MDCT を参考に，腹臥位で穿通枝のマーキングを行う．SGAP は後上腸骨棘と大転子部を結ぶ線上で，後上腸骨棘よりのおよそ 1/3 の位置が目安となる．次に，立位にて穿通枝を含めるように皮島のデザインを行う．内側縁は殿裂上縁付近の仙骨外側で，上外側の上前腸骨棘へ向かう皮島をデザインしている(図6-a)．Allen らは皮島の大きさについて幅 10〜12 cm×長さ 24〜26 cm と報告しているが[11)14)]，これに倣って殿部の小さな日本人で大きな皮弁を採取すると術後の変形が著しくなることから，我々は皮島の大きさを幅 4.0〜5.5 cm×長さ 20.0〜25.0 cm とし，脂肪弁は上方 3.0〜4.0 cm，下方は 4.0〜5.0 cm に留めている．

皮弁の採取側は，皮弁の設置方法，レシピエント血管が胸壁の外側か内側かによって決めている．皮弁は上下反転させて設置することが多い．その理由は，上方は脂肪弁が少ないが真皮の厚い皮島があるため乳房下極を形成しやすく，逆に，

皮弁の下方は脂肪弁が中心で採取時に徐々に厚みを薄くすることでなだらかな上胸部を形成できるからである．また，皮弁の内側寄りに太い穿通枝を認めることが多く，得られる血管柄が短いため，レシピエント血管が胸壁内側の場合は同側殿部をドナーとし，胸壁外側の場合は対側をドナーとしている(図6-b)．

4．手術手技

A．皮弁挙上

SGAP flap による乳房再建の場合，2回の体位変換を要する．1次再建の場合，乳房切除に引き続き仰臥位にてレシピエント血管を展開した後，腹臥位で皮弁の挙上を行い，ドナー部を閉創したら再度仰臥位に戻して血管吻合とマウンド作成を行う必要がある．2次再建の場合も同様で，まず仰臥位でレシピエント血管の確認，展開を済ませてから腹臥位で皮弁を挙上する．デザインに沿って皮膚切開した後，皮島と連続した舌状の脂肪弁を作成する．次に皮弁の挙上と穿通枝の確保を行う．まず，外側から内側に向かって剝離を進める．腸脛靭帯上の脂肪は温存しながら内側に剝離を進め，これを越えた段階で大殿筋の深筋膜下に入る．筋線維に沿って剝離を進めることで，筋体に切り込むことなく出血も少なくて済む．外側半分ほどを剝離したら，次は内側から同様に深筋膜下で剝離を進める．この間，候補となる穿通枝を3〜4本確認できるので確保しておく．最も太い穿通枝を1本選択し，殿筋間の血管剝離を進めるが，SGAP の剝離は概して難しい．穿通枝がほぼ垂直に大殿筋，中殿筋，梨状筋などの筋間を走行し，皮下脂肪に厚みと硬さがあるため皮弁を反転しにくいためである．安全に穿通枝の剝離を進めるためには，大殿筋を広めに展開して術野を確保しておく．穿通枝から派生する殿筋への小枝は適宜結紮切離しながら下床に向かって剝離を進める．殿筋下で仙骨筋膜を開放すると，疎な脂肪織内で上殿動脈と連続しているのが確認でき，穿通枝の動脈口径が急に太くなる．血管柄の長さと穿通枝の動脈口径を元に切離ラインを決定するが，我々の経験では血管柄の長さが4〜6 cm，動脈の太さは1.0 mm 前後で切離することが多い．このレベル

での静脈の太さは3.0 mm 前後あり，動静脈の口径差が生じ血行再建を難しくする要因となっている．切離の前には ICG で血流評価を行っているが，皮島，脂肪弁ともほぼ全域が造影されることが多い．3-0vicryl で大殿筋の表層のみ縫合し，15 Fr 持続吸引ドレーンを皮下に1本留置して創閉鎖する．

B．血管吻合・マウンド作成

血管吻合と乳房マウンド作成は，仰臥位に体位変換してから行う．皮弁のデザインの項でも述べたように，皮弁の頭側は真皮の厚い皮島があるためプロジェクションのある乳房を再現するのに適しており，皮弁は上下を逆にして設置することが多い．血管吻合は，乳房外側切開の場合には外側胸動静脈，胸腹壁静脈，胸肩峰動静脈外側枝など，大胸筋の外側縁近くの浅層に位置する小口径血管を選択する．皮弁の静脈口径が大きい場合は胸背動静脈前鋸筋枝を選択する．上胸部には脂肪弁を敷き込んで陥凹を生じないように縫合固定する．血管柄が短く皮弁の自由度が低いため，吻合部に緊張がかからないように注意が必要である．

C．術後管理

殿部は他のドナー部と比較してドレーン排液量が多い．特に，離床が進んでから増量するため，術後疼痛などで離床が進んでいないうちは留置を継続するようにしているが，皮下ドレーン留置は最長でも2週間までとしている．それ以後は外来にて適宜穿刺ドレナージを施行する．術後2か月程度は漿液腫予防にガードルを着用させている．

症例2：44歳，女性，左乳癌術後(図7)

7年前に左乳癌に対して他院で SSM を施行された．1年前に乳房再建を希望され TE 挿入術を施行した．BMI は 20.4 kg/m² で痩せ型，出産歴は2回(自然分娩)で，今後の挙児希望はなかった．健側はプロジェクションのある乳房であった．腹部正中と右下腹部に手術瘢痕があったこと，また下腹部の皮下脂肪は薄かったことより，殿部穿通枝皮弁による乳房再建術を予定した．

仰臥位で手術を開始した．前胸部の切開線よりアプローチして TE を摘出した後，第3肋間で内胸動静脈を展開した．続いて腹臥位にて左上殿部

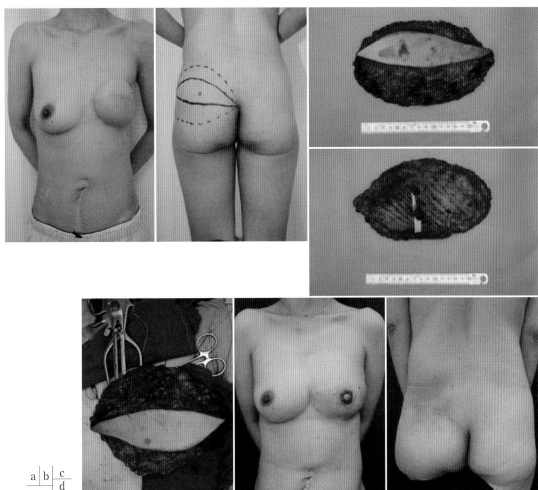

図 7. 症例 2：44 歳，左乳癌術後

a：術前正面．左 SSM 後 TE 留置中．BMI 20.4 kg/m² で痩せ型，腹部の皮下脂肪は薄く手術瘢痕あり．乳房は中等度の大きさでプロジェクションあり

b：ドナー部デザイン．左上殿部に穿通枝皮弁のデザインを行った．穿通枝は皮島の中央やや内側寄りに認めた．

c：SGAP flap．上部の脂肪弁は少なめに，下部は多めに採取した．皮弁重量は 375 g

d：皮弁裏面．血管柄は 4.5 cm．穿通動脈は 1.7 mm と細く，伴走静脈は 3.2 mm と太い．

e：術中所見．皮弁の頭尾側を反転させ，内胸動静脈と血管吻合した．上胸部の陥凹は解消され，下極に皮島を設置することでプロジェクションが出る．

f：術後正面．術後 1 年 4 か月．術後 1 年で乳輪乳頭再建を施行した．乳房形態は良好である．

g：術後ドナー部．右側と比較すると上殿部はやや陥凹しているが，大きな変形は認めない．

より皮弁の採取を開始した．皮島は幅 5.5 cm，長さ 23.0 cm，脂肪弁は上縁 3.5 cm，下縁 4.0 cm で皮弁をデザインした．上殿動静脈穿通枝を大殿筋，中殿筋，梨状筋を split しながら深部へ追い，4.5 cm の血管柄を得た．皮弁総重量は 375 g で，切離前の ICG 造影により皮弁のほぼ全域が造影された．穿通動脈は直径 1.7 mm，伴走静脈は 3.2 mm であった．殿部を閉創した後，仰臥位に戻して血管吻合に移った．内胸動脈は 2.3 mm，内胸静脈は 0.9 mm であり，いずれもドナー血管と口径差があったため，口径調律した上で端々吻合した．皮弁は頭尾側方向を逆にして設置し，モニター皮弁以外は脱上皮した（皮弁移植量 368 g）．手術時間 8 時間 15 分．術後 1 年で乳輪乳頭再建を施行し，良好な乳房形態を得ている．ドナーの陥凹も目立たない．

考　察

1．PAP flap の名称

　Angrigiani らは 2001 年に大腿深動静脈の穿通枝皮弁を the adductor flap と報告した[4]．一方，Allen らは 2012 年に大腿深動静脈の穿通枝皮弁による乳房再建の経験を報告し，皮弁を profunda artery perforator flap（PAP flap）と命名した[5]．しかし，大腿深動静脈の主枝には内側大腿回旋動静脈や外側大腿回旋動静脈があり，これらの穿通枝皮弁となると様々な皮弁が含まれることになる．そのため我々は，Angrigiani らの報告でのサブタイトルがa new method for transferring posterior and medial thigh skin であったことから，皮弁採取部位により命名された antero lateral thigh（ALT）perforator flap（前外側大腿皮弁）に倣って，本皮弁を posterior medial thigh（PMT）perforator flap（後内側大腿皮弁）と呼称しているが，本稿では一般的な呼称である PAP flap として報告した．

2．PAP flap の有用性

　前述したように PAP flap は，挙児希望のある比較的小さな乳房にはよい適応となる．この条件を満たす再建方法として，一般的には広背筋皮弁が挙がる．広背筋皮弁は血管吻合を必要としない再建方法として有用である反面，筋体を犠牲とすること，しかもその筋体が萎縮してしまうこと，脱神経した場合でも animation deformity が生じること，背部に大きな手術瘢痕を残すことが欠点である．また，複数回の体位変換が必要で，1 次再建の際には仰臥位で乳房切除を行った後に側臥位とし，皮弁挙上後に仰臥位に戻してマウンドを形成する必要がある．側臥位で乳房切除を施行したとしても，同時に筋皮弁を挙上することは困難でありメリットは少ない．一方，PAP flap は，仰臥位で乳房切除と同時に皮弁挙上が可能で，複数回の体位変換は不要であり，筋体の犠牲も少なく，創部は大腿内側に隠れて目立ちにくい．さらに，皮弁に大腿神経前皮枝の分枝や閉鎖神経皮枝，後大腿皮神経の分枝などの知覚神経を含めて挙上し，肋間神経前皮枝や外側枝と神経吻合することで知覚再生を促すことも可能であり[15]，皮島が大きく出る症例に対しては有用な再建方法である．また，比較的小さな乳房であってもプロジェクションを出す必要がある場合には，皮弁を corning して設置することで前方に突出した乳房を作成できる[16]．手術時間は乳房切除，皮弁挙上から血管吻合，マウンド形成，閉創まで 5 時間程度であり，遊離皮弁を用いた乳房再建としては比較的短時間で行える．これらの利点から，我々は比較的小さめの乳房に対しては PAP flap を多用している．一方で，大きな皮弁が必要な症例では DIEP flap＋PAP flap など 2 皮弁で 1 乳房を再建することも可能である[17]．

　このように，PAP flap は乳房切除に対する乳房再建として有用な皮弁であるが，部分切除後の変形に対する 2 次再建でも選択肢の 1 つとしている．部分切除に対するオンコプラスティックサージャリーには様々な方法が報告されており[18]，乳房内組織で欠損を充填する volume displacement technique，乳房外組織で欠損を充填する volume replacement technique のいずれも有用である．しかし，2 次再建の場合は初回の手術操作や，温存乳房に対する放射線治療のために皮膚や乳腺脂肪組織は線維化し，温存乳房内での組織授動が困難で血流も不安定となっていることが予想される．これまで我々は，部分切除後の変形に対する 2 次再建を 46 例施行してきたが，全例で皮弁や脂肪注入による volume replacement technique を用いている．そのうち，PAP flap は A 領域 2 例，B 領域 2 例，C 領域 1 例，D 領域 3 例の 8 例の変形に対して使用したが，いずれも良好な整容性が得られ，変形領域に依らない再建方法として有用であった．

3．SGAP flap の有用性

　1975 年 Fujino らは，初めて遊離上部大殿筋皮弁による乳房再建を報告した[19]．しかし，大殿筋皮弁は血管柄が 2～3 cm と短く，多くが血行再建

の際に静脈移植を要し，高い合併症率を有するため普及はしなかった．1995年にはAllenらがGAP flapによる乳房再建を報告し[11]，それ以降欧米では下腹部からの遊離穿通枝皮弁が利用できない場合の次の選択肢となったが，やはり難点が多いことから近年ではほとんど用いられることはなくなっている．

SGAP flapは，殿部の真皮が厚いことに加え，皮下組織に線維性組織が多く，脂肪小葉の大きな硬い脂肪が含まれているため，乳房の前方へのプロジェクションを形成しやすい皮弁である．皮下組織は組織形態の特徴によりPAFS（protective adipofascial system）とLAFS（lubricant adipofascial system）の2層構造を呈しているが，浅層のPAFSは脂肪小葉が粒状であり，周囲の筋膜も強固で外力から深部組織を守る防御的役割を果たす[20]．荷重部である殿部ではPAFSがより発達しているため，プロジェクションの必要な乳房再建において有用な再建材料である．その反面，上胸部になだらかな局面を得ることが難しく，step offが目立つことがある．これを改善するには殿部から脂肪をより多く採取すればよいが，ドナーの変形を考慮すると採取量は制限される．そのような場合には腹部や大腿部から適宜脂肪吸引を行い，陥凹部に注入することで対応している．

SGAP flapのその他の特徴は，得られる血管柄が概して短く，穿通動脈の口径が小さいことである．この難点を解決するための工夫について説明する．大殿筋の外側寄りの穿通枝を選択することで長い血管柄を得られることが報告されているが[14)21]，我々の経験では外側寄りの穿通枝は細いことが多い．逆に，内側寄りの穿通枝を選択した場合は，血管柄の長さは3.0～6.0 cmと短くなるが，動脈口径は太いことが多い．十分な口径を得るために内側寄りの穿通枝を優先的に用いているが，得られる血管柄が短くなる場合にはレシピエント血管の自由度を上げるようにしている．内胸動静脈をレシピエント血管とする場合，第3肋間で血管吻合を施行しているが，肋軟骨を除去する

ことで1 cmほどレシピエントの血管長を延長できる．皮弁の動脈口径が小さい場合は，第4肋軟骨を除去して内胸動静脈を末梢に追うことで口径差の解消が期待できる．胸壁外側では，中枢側へ血管剥離することでレシピエント血管の自由度は上がり，末梢側での吻合を行えば口径差は当然小さくなる．胸壁外側では，外側胸動静脈，胸腹壁静脈，胸肩峰動静脈外側枝など，大胸筋の外側縁近くの浅層に位置する小口径血管を選択することで口径差の小さな血管吻合を施行することが可能になる．

そして，この皮弁のもう1つの難点は，術中2回の体位変換を要することである．2次再建の場合，腹臥位で皮弁挙上から手術を開始することも可能であるが，先に皮弁を挙上するとその後，仰臥位でレシピエント血管の展開をしている間の皮弁阻血時間が長くなってしまう．また，先にレシピエント血管を確認しておくことで，皮弁挙上時にレシピエント血管との口径差を意識しながら血管剥離を進めることができる．術中2回の体位変換は煩雑であるが，これらの点から，2次再建であってもやはりレシピエント血管を先に展開しておくべきであると考える．側臥位でレシピエント血管の展開と皮弁挙上を行うことも可能であるが，皮弁の血管剥離は非常に難しくなるため基本的には行っていない．

このように，SGAP flapはクリアしなければいけない難点が多い皮弁であり，現在，日本でも世界的にもこの皮弁はほとんど用いられていない．しかし，痩せていてプロジェクションのある乳房を再建する場合にはよい適応があり，当科では頻繁に用いている．先に述べたような工夫を行うことで皮弁挙上から血管吻合まで安全に遂行できる．

まとめ

腹部以外の遊離皮弁による乳房再建方法として，PAP flapとSGAP flapについて説明した．これらの皮弁による再建は，腹部皮弁と比較すると使用頻度は少ない．しかし，ドナーの選択肢を多

く持ち，それぞれの症例に適した皮弁を選択することでよりきれいな乳房再建が可能となる．特に，PAP flap はマイクロサージャリーが可能な施設においては今後，広背筋皮弁に代わるポピュラーな再建方法になると思われる．

参考文献

1) Peek, A., et al.：The free gracilis perforator flap for autologous breast reconstruction(in German with English abstract). Handchir Mikrochir Plast Chir. **34**：245-250, 2002.

2) Peek, A., et al.：The free gracilis perforator flap：anatomical study and clinical refinements of a new perforator flap. Plast Reconstr Surg. **123**：578-588, 2009.

3) Shibuya, M., et al.：Breast reconstruction using free medial circumflex femoral artery perforator flaps：intraoperative anatomic study and clinical results. Breast Cancer. **24**：458-464, 2017.

4) Angrigiani, C., et al.：The adductor flap：a new method for transferring posterior and medial thigh skin. Plast Reconstr Surg. **107**：1725-1731, 2001.

5) Allen, R. J., et al.：Breast reconstruction with the profundal artery perforator flap. Plast Reconstr Surg. **129**：16e-23e, 2012.

6) Satake, T., et al.：Breast reconstruction using free posterior medial thigh perforator flaps：intraoperative anatomical study and clinical results. Plast Reconstr Surg. **134**：880-891, 2014.

7) 武藤真由ほか：【乳房再建術 update】殿部の遊離穿通枝皮弁（GAP flap）による乳房再建術．PEPARS. **84**：81-91，2013.

8) Satake, T., et al.：Unilateral breast reconstruction using bilateral inferior gluteal artery perforator flaps. Plast Reconstr Surg Glob Open. **3**：e314, 2015.

9) 佐武利彦ほか：【穿通枝皮弁をうまく使うには】皮弁の実際　安全な挙上法および臨床応用　上・下殿動脈穿通枝皮弁（解説/特集）．形成外科．**58**：649-659，2015.

10) Warfel, J. H.：殿部の筋，図説　筋の機能解剖．65-74，医学書院，1992.

11) Allen, R. J., et al.：Superior gluteal artery perforator free flap for breast reconstruction. Plast Reconstr Surg. **95**：1207-1212, 1995.

12) Guerra, A. B., et al.：Simultaneous bilateral breast reconstruction with superior gluteal artery perforator(SGAP) flaps. Ann Plast Surg. **53**：305-310, 2004.

13) Rozen, W. M., et al.：Superior and inferior gluteal artery perforators：in-vivo anatomical study and planning for breast reconstruction. J Plast Reconstr Aethet Surg. **64**：217-225, 2011.

14) Guerra, A. B., et al.：Breast reconstruction with gluteal artery perforator(GAP) flaps：A critical analysis of 142 cases. Ann Plast Surg. **52**：118-125, 2004.

15) Yano, T., et al.：The feasibility of harvesting an innervated profundal artery perforator flap for breast reconstruction. Plast Reconstr Surg Glob Open. **8**：e3160, 2020.

16) Buntic, R. F., et al.：Transverse upper gracilis flap as an alternative to abdominal tissue breast reconstruction：technique and modifications. Plast Reconstr Surg. **128**：607e-613e, 2011.

17) Mayo, J. L., et al.：Four-flap breast reconstruction：bilateral stacked DIEP and PAP flaps. Plast Reconstr Surg Glob Open. **3**：e383, 2015.

18) Clough, K. B., et al.：Improving breast cancer surgery：a classification and quadrant per quadrant atlas for oncoplastic surgery. Ann Surg Oncol. **17**：1375-1391, 2010.

19) Fujino, T., et al.：Reconstruction for aplasia of the breast and pectoral region by microvascular transfer of a free flap from the buttock. Plast Reconstr Surg. **56**：178-181, 1975.

20) Nakajima, H., et al.：Anatomical study of subcutaneous adipofascial tissue：a concept of the protective adipofascial system(PAFS) and lubricant adipofascial system(LAFS). Scand J Plast Reconstr Surg Hand Surg. **38**：261-266, 2004.

21) Allen, R. J., et al.：The in-the-crease inferior gluteal artery perforator flap for breast reconstruction. Plast Reconstr Surg. **118**：333-339, 2006.

形成外科領域雑誌ペパーズ

PEPARS

2021年のペパーズ増大号！

眼瞼の手術アトラス
―手術の流れが見える―

No. **171**
2021年3月増大号
オールカラー216頁
定価　5,720円
（本体　5,200円＋税）

編集／帝京大学形成外科教授　小室裕造

コマ送り写真と文章で手術の流れをわかり
やすく解説！
エキスパートが "ここ！" という手術のコツを
抽出して写真を提示しているので、
わかりやすい！
22人の豪華執筆陣による贅沢な特集号です！

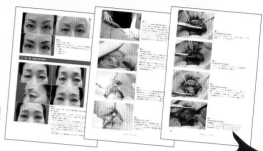

コマ送り写真で
手術の流れが見える！

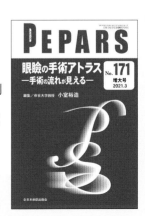

PEPARS
眼瞼の手術アトラス
―手術の流れが見える―
No.171
増大号
2021.3
編集／帝京大学教授　小室裕造

←弊社HPで各論文のキーポイントをcheck！

全日本病院出版会
www.zenniti.com

〒113-0033 東京都文京区本郷 3-16-4　Tel:03-5689-5989
Fax:03-5689-8030

PEPARS No.182：22-27, 2022

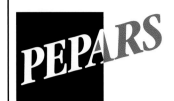

◆特集／遊離皮弁をきれいに仕上げる―私の工夫―

遊離皮弁による上顎再建

元村　尚嗣*

Key Words：上顎再建(maxillary reconstruction)，硬性再建(hard tissue reconstruction)，口蓋再建(palatal reconstruction)，遊離肋骨付き広背筋皮弁(free latissimus dorsi flap combined with a vascularized rib)，上顎梁構造(maxillary buttress)

Abstract　　上顎全摘術後再建に対して，我々は，硬性再建ありきで再建を行っている．特に，眼窩内容を温存した上顎全摘術後の再建においては，遊離肋骨付き広背筋弁で一期的に硬性再建を行い，鼻腔/口蓋は広背筋筋体を bare muscle として移植し粘膜化を図る術式を第1選択としている．第8，9肋骨を採取して zygomaticomaxillary buttress および pterygomaxillary buttress の2 buttress を再建し，移植肋骨の間に広背筋筋体を充填している．口蓋および鼻腔ライニングに移植した筋体は約3か月で粘膜化することで機能的再建となる．整容的にも頬部の陥凹，鼻翼や口唇の吊り上がりも認めず良好な結果となっている．本法は，複雑な皮弁配置などは不要で術中のストレスは少なく，かつ整容的・機能的にも良好な再建ができる有効な方法であると考える．

はじめに

　我々は，顔面の upper part は整容的要素が強く，lower part は機能的要素が強いと考え上顎再建を行ってきた．すなわち，前者は目の再建であり，後者は鼻・口の再建である．上顎再建の術式は未だ確立はされておらず，各施設から種々の報告がされており，それぞれ一長一短がある．これまで，筆者は目の再建を重点的に報告してきたが[1)~3)]，今回は鼻・口蓋の再建に焦点を合わせた現在の治療方針について報告する．

方　法

　眼窩内容を温存した上顎全摘術に対して，遊離肋骨付き広背筋弁で一期的に硬性再建を行い，鼻腔/口蓋は広背筋筋体を bare muscle として移植し，粘膜化を図る術式を第1選択[4)]としている(図1)．

1．体　位

　仰臥位にて，上顎全摘術後の欠損部をよく確認する．骨欠損の形態を確認し，長さも計測しておく．覆布テープなどで必要な形を切り出しておくと肋骨採取の際に便利である．鼻腔，口蓋部の粘膜を剥離して縫い代として確保しておく．咬筋上に皮下トンネルを作成しておく．顔面動静脈が使用できればこれを確保しておく．顔面動静脈が使用できなければ，上甲状腺動脈などを確保する．外頸静脈も可能な限り末梢まで剥離して確保しておく．顔面から頸部をドレープした上で，健側を下にした側臥位に体位変換する．患側肩関節，肘

---

* Hisashi MOTOMURA，〒545-8585　大阪市阿倍野区旭町 1-4-3　大阪市立大学大学院医学研究科形成外科学，教授

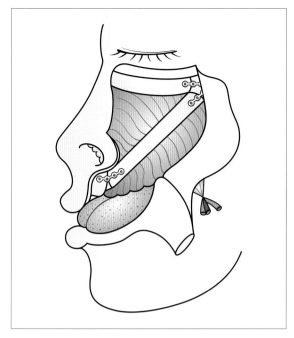

図 1.
肋骨付き遊離広背筋弁による上顎再建術のシェーマ
ZMB, PMB の硬性再建を優先して行い, その間に筋肉・脂肪などの軟部組織を充填し, 鼻腔 lining と口蓋部では筋体を残存粘膜と縫合固定する.

関節をそれぞれ 90° 屈曲位とする. Flap 挙上, donor site 閉創後は仰臥位に戻して, 再建を完遂する.

2．Flap デザイン

同側よりの採取を原則としている.

前腋窩線を中心とした Zig-Zag 切開線, 第 8〜10 肋骨をマーキングする.

3．Flap 挙上

1%E 入りキシロカイン® を局注し Zig-Zag 切開を筋膜下まで行う. 広背筋筋膜下で剥離を進め広背筋前縁および広背筋筋体全貌を確認する. 広背筋前縁から裏面を確認すると第 8〜10 肋骨の下縁から肋間動静脈の穿通枝が筋体内に流入している. しっかりとした穿通枝がある肋骨を採取すべきではあるが, 同じような穿通枝ならより遠位肋骨を選択した方が, 血管柄の長さが確保されることと, 自由度が高く取り回しも楽になる. 我々は第 8,9 肋骨を選択することが多い. 事前に骨欠損部に合わせて作成した雛形を穿通枝を中心に位置させて必要量の肋骨の切開線をマーキングする. 肋骨採取前に, 広背筋の遠位端をバイポーラシザースなどのデバイスを用いて切離しておく. 肋骨切離部の骨膜を全周性に剥離し肋骨剪刀を挿入して肋骨を切断する. 単鋭鈎で肋骨を持ち上げる

と肋骨下縁裏面に肋間神経血管束が確認できるのでこれを結紮切離する. 肋骨裏面を骨膜上で慎重に剥離し, 神経血管束を保護するために肋間筋を少し肋骨に付着させてバイポーラシザースで切離し肋骨を挙上する. 穿通枝で繋がった肋骨と広背筋弁を遠位から近位へと挙上していく. 前鋸筋枝を結紮切離し胸背動静脈の剥離を進めると angular branch（角枝）が分岐しているが, 肩甲骨下角を採取しない場合ではこれも結紮切離し肩甲下動静脈分岐部まで剥離する. 胸背動静脈が筋体へ入る部位を確認し, その近位で筋体をバイポーラシザースで切離する. 最後に胸背動静脈を肩甲下動静脈分岐部で結紮切離して肋骨付き広背筋弁の挙上が完了する. 肋骨採取部は, 麻酔科に陽圧換気にしてもらい, 生食をかけて胸膜の損傷がないことを確認しておく. 胸膜の損傷があれば胸膜をrepair するが, 胸腔ドレーンまで挿入することは通常ない. 15 Fr. の閉鎖式陰圧ドレーンを腋窩部と背部に 2 本留置し, 3-0 PDS で真皮縫合を行い, skin stapler で創縁を合わせて最終閉創し, ドレッシングを済ませておく.

4．硬性再建と口蓋/鼻腔再建

現在の我々のコンセプトでは, 硬性再建ありきで再建を行っている. すなわち硬性再建を最初に

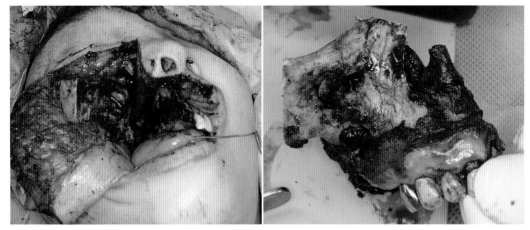

図 2. 症例：61 歳, 女性. 右上顎癌 pT3N1M0
右上顎癌に対して上顎全摘術が施行された.

行った上で, その隙間に筋体を詰めていくという手法をとっている. まず, 咬筋上に作成したトンネル内に腸袋を挿入して, 腸袋内に胸背動静脈および筋体近位を慎重に挿入して欠損部から頸部 recipient 血管部まで誘導しておく. 硬性再建については, 上顎梁構造すなわち zygomaticomaxillary buttress(ZMB), pterygomaxillary buttress(PMB), nasomaxillary buttress(NMB)の 3 buttress[4]の全てを再建することが望ましいが, 移植 space の問題や donor の犠牲を考えて, 我々は ZMB と PMB の 2 buttress 再建をすることが多い. ZMB の再建は顔面形態には必須であり, PMB と NMB に関しては, PMB をしっかり再建することで NMB を代用できることが多いと考えている. 実際に NMB 再建がなくても鼻翼基部の引きつれや上口唇の挙上も認めていない. ZMB に関しては残存頬骨と上顎前頭縫合部頭側にチタンプレートとスクリューで固定する. 肋骨の弯曲は顔面形態に非常に match する. PMB は残存頬骨と残存上顎骨にチタンプレートとスクリューで固定する. 肋骨を固定後に広背筋筋体を押し込んで充填していく. 鼻腔, 口蓋に溢れるような状態となる. 口蓋に関しては舌背に接する程度の位置で筋体を縫い代として剝離しておいた口蓋粘膜に吸収性の撚り糸を用いて軽く固定している. 鼻腔に関しては鼻中隔が残存している場合は鼻中隔に接する程度, 残存していない場合は患側鼻腔は閉鎖するように残存鼻腔粘膜と軽く縫合している. 小さ

く切ったペンローズドレーンを数か所留置し, 4-0 PDS, 5-0 エチロンで皮膚縫合を行う. この際, なんとか縫合閉鎖できるぐらいの tension であることが重要である.

5. 血管吻合

血管吻合は, 肋骨の固定, 筋体の固定が終了した段階で行う. 血管吻合を先に行うと筋体からの出血, 腫脹で適切な再建が困難となる. 先述のように近位肋骨を付着させた場合では血管柄の長さが足りないことがあるが, 第9, 10肋骨では問題ないことが多い. それでも顔面動静脈が使用できない場合は, 静脈移植なども検討しておく必要はある. 腫瘍学的に顔面動静脈が温存できる場合では, 頭頸部外科医に recipient 血管として顔面動静脈は必要であることを事前に重々説明しておくことも重要である. 顔面動静脈を端々吻合し, 外頸静脈が使用できれば, これも吻合しておいた方が確実である. 血管吻合後に, 移植肋骨, 筋体からの良好な出血を確認した後は, 移植組織の腫脹が強くなってくるため可及的速やかに閉創を行う.

症 例

61 歳, 女性. 右上顎癌(腺癌, pT3N1M0)
右上顎全摘術および頸部リンパ節郭清術(level Ⅰ～Ⅳ)が施行された(図2). 一次再建として, 肋骨付き遊離広背筋皮弁で再建を行った. 第8, 9肋骨をマーキングし, Zig-Zag 切開をデザインした(図3-a). 広背筋裏面で第8, 9肋間動静脈からの

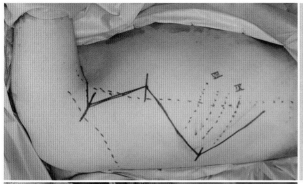
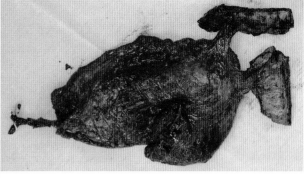
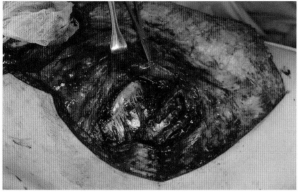

a | b
---
c |

図 3.
肋骨付き遊離広背筋弁採取
　　a：デザイン．前腋窩線を中心とした Zig-Zag 切
　　　　開線，第 8〜10 肋骨をマーキングした．
　　b：胸背動静脈を栄養血管とする肋間動静脈の穿
　　　　通枝で連続した第 8，9 肋骨と広背筋弁
　　c：肋骨採取部は，胸膜の損傷がないことを確認
　　　　した．

a | b

図 4.
Flap 固定と閉創
　　a：第 8 肋骨を残存頬骨頭側と残
　　　　存前頭骨に，第 9 肋骨を残存頬骨
　　　　尾側と残存上顎骨にそれぞれチ
　　　　タンプレートとスクリューで固
　　　　定した．その後に移植肋骨の隙
　　　　間に広背筋弁を押し込むように
　　　　充填した．
　　b：閉創時は，なんとか縫合でき
　　　　るくらいの緊張であった．

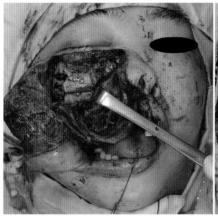
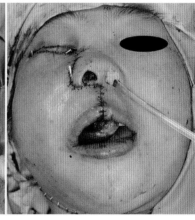

穿通枝を確認し，第 8，9 肋骨を切離・挙上した．
肋骨付き広背筋弁を遠位から挙上して，胸背動静
脈を肩甲下動静脈まで剝離し結紮切離した（図 3-
b）．肋骨採取部は，麻酔科に陽圧換気にしてもら
い，生食をかけて胸膜の損傷がないことを確認し
た（図 3-c）．背部 donor site は 3-0 PDS で真皮縫
合，skin stapler で皮膚縫合を行った．15 Fr. の J
VAC ドレーンを腋窩，背部に各 1 本ずつ挿入留置
した．仰臥位に体位変換し，再建に移った．腸袋
に胸背動静脈および筋体を挿入し，咬筋上に作成
した皮下トンネルを通して顔面動静脈まで誘導し
た．第 8 肋骨を残存頬骨頭側と残存前頭骨に，第

9 肋骨を残存頬骨尾側と残存上顎骨にそれぞれチ
タンプレートとスクリューで固定した．その後に
移植肋骨の隙間に広背筋弁を押し込むように充填
していき，患側鼻腔は筋体で閉鎖し健側鼻腔粘膜
に 4-0 vicryl で軽く固定し，口蓋部では筋体を口
蓋粘膜に 4-0 vicryl で固定した（図 4-a）．口蓋部
の筋体のボリュームは舌背に接するぐらいとし
た．顔面動静脈と胸背動静脈をそれぞれ端々吻合
した．外頸静脈は使用しなかった．移植肋骨およ
び筋体から良好な出血を確認後，閉創に移った．
この際，皮膚がなんとか縫合できるくらいの緊張
であることが望ましい（図 4-b）．数か所にペン

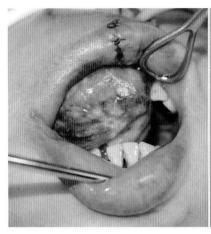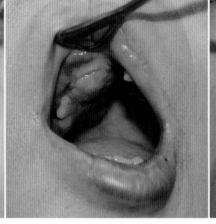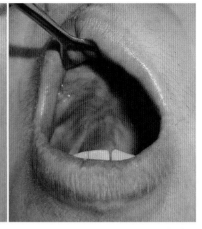

図 5. 口蓋部移植筋体の経過　　　　　　　　　　　　　　a｜b｜c

　a：術後1週間．筋体上に肉芽を認める．

　b：術後2週間．肉芽の収縮を認める．

　c：術後3か月．粘膜化完了

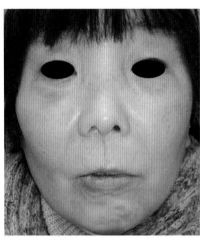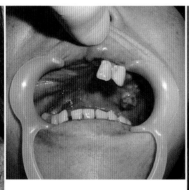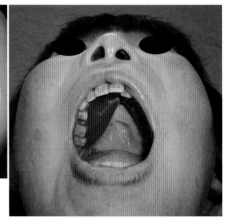

図 6. 術後2年時所見　　　　　　　　　　　　　　　　　a｜b｜c

　a：鼻翼や口唇の引きつれ，頬部の陥凹変形もなく整容的に満足いく結果
　　となっている．

　b：再建口蓋部は正常粘膜化[5]しており，下垂もなく，上方凸形態を維持でき
　　きている．

　c：健側歯牙を支えとする義歯は再建部に密着して装着状態は良好である．

ローズドレーンを留置し手術を終了した．健側鼻腔にはアクアセル® Ag を充填した．術後経過は良好で吻合血管のトラブルもなく，感染，出血などの急性期合併症も認めなかった．鼻腔のアクアセル® Ag は1回/週の交換で，約2か月で上皮化した．口蓋部は筋体上には速やかに肉芽が出現し，約3か月で完全に上皮化した(図5)．現在術後2年であるが，鼻翼や口唇の引きつれ，頬部の陥凹変形もなく整容的に満足いく結果となっている(図6-a)．再建口蓋部は正常粘膜化[5]しており，下垂もなく，上方凸形態を維持できている(図6-b)ため，健側歯牙を支えとする義歯は再建部に密着して装着状態は良好である(図6-c)．鼻腔に関しては，患側鼻腔は閉鎖しているものの，健側の

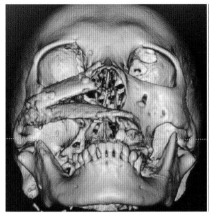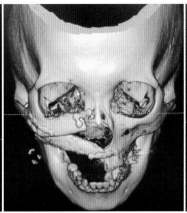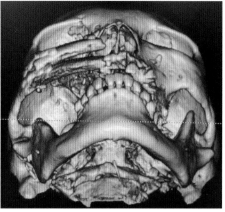

図 7. 術後 CT 所見
良好な ZMB および PMB が再建されている.

鼻腔 space は粘膜で保持されている. 皮膚で再建
した時に認められる体位による鼻閉や皮脂による
悪臭なども認めていない. CT で良好な ZMB およ
び PMB が再建できていることが確認できる(図
7).

まとめ

　遊離肋骨付き広背筋弁で一期的に硬性再建を行
い, 鼻腔/口蓋は広背筋筋体を bare muscle として
移植し粘膜化を図る本法は, ① 手術が容易で確実
性が高いという安全性, ② 肋骨の形態による良好
な ZMB, PMB による整容性, ③ 口蓋および鼻腔
lining を粘膜で再建することによる機能性, とい
う上顎再建の Trinity を満たしており, 今後, 上
顎全摘術後再建の標準術式になり得る方法である
と考える.

参考文献

1) 元村尚嗣:【悪性腫瘍切除後の頭頸部再建のコツ】
上顎全摘後の再建. PEPARS. **60**:9-22, 2011.
2) Motomura, H., et al.:Dynamic eye socket reconstruction after extended total maxillectomy using temporalis transfer. J Reconstr Aesthet Surg. **67**:e78-80, 2013.
3) Motomura, H., et al.:Dynamic eye socket reconstruction after extensive resection of midfacial malignancies:preliminary results using temporalis transfer. Acta Otolaryngol. **134**:1205-1210, 2014.
4) Yamamoto, Y., et al.:Role of buttress reconstruction in zygomaticomaxillary skeletal defects. Plast Reconstr Surg. **101**:943-950, 1998.
5) Fujii, N., et al.: Reconstruction of the palate using a vascularized bare muscle flap following total maxillectomy:a case report. Acta Otolaryngol Case Reports. **3**:1-4, 2017.

PEPARS No.182：28-34, 2022

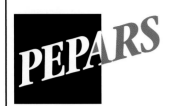

◆特集／遊離皮弁をきれいに仕上げる―私の工夫―

頬部の軟組織再建

東野　琢也*

Key Words：再建手術(reconstructive microsurgery)，マイクロサージャリー(microsurgery)，頭頸部再建(head and neck reconstruction)，遊離組織移植(free vascularized tissue transfer)，前外側大腿皮弁(anterolateral thigh flap)，頬粘膜がん(carcinoma of buccal mucosa)

Abstract　頬部は中・下顔面の広い範囲を占め，整容的，機能的に重要な部分である．本稿では，頬粘膜がん切除後の再建手術の術前の準備，皮島の選択，皮弁の挙上，皮弁の縫着，閉創までの手順，および術後管理について，注意する点を押さえながら，当院で行っている方法について述べる．皮弁は通常，前外側大腿皮弁を用いている．頬部の全層欠損の場合は，前外側大腿皮弁を2つ折り，または分割して2つの皮島にして使用している．口腔内の粘膜欠損を再建する皮島の面積は，開口器で十分開口した状態で欠損に合う面積にするとちょうどよい．皮島が小さすぎると開口障害の原因になり，大きすぎると噛む動作に干渉するので注意する．顔面皮膚側に配置する皮島は，皮膚切除の面積より大きくなりすぎないようにする．顔面皮膚側の皮島は面積が切除と同じかそれより小さい方が整容的に優れる．

はじめに

頬部は中・下顔面の両側の広い範囲を占め，整容的，機能的に重要な部分である．本稿では，頬粘膜がん切除後の再建手術の実際について，再建時の注意点を押さえながら当院で行っている方法について述べる．

頬粘膜がん切除後の再建手術の実際

1．頬部の解剖

頬部は，口腔の外側壁を構成する軟部組織で，皮膚と頬粘膜に覆われている．頬粘膜はその下層の頬筋としっかり接着しており，頬筋の皮膚側には頬脂肪体と呼ばれる脂肪組織が存在する．その脂肪組織の皮膚側には笑筋や大頬骨筋が存在し，顔面の表情や口角の動きに関係している．頬粘膜

の上顎第2大臼歯の近傍で耳下腺管が口腔前庭に開口している．頬部は非常に薄く，頬粘膜がんは容易に皮膚浸潤をきたす．

2．術前の準備

患者を診察後，予定される皮膚切開線や腫瘍の切除範囲，頸部郭清の範囲，気管切開の予定の有無などを切除医に確認しておく．切除の際に温存された頬部皮膚が薄くなる部分や，皮膚が合併切除される部分がないかも確認する．使用する皮弁の種類と予定する移植床血管について切除医と情報を共有しておく．

3．皮弁の選択

頬粘膜がんの切除後の再建で用いる皮弁は，通常は薄い皮弁が適している[1]～[5]．当院では，ほとんどの場合，年齢，性別に関係なく遊離前外側大腿皮弁移植を用いて再建している．頬粘膜の腫瘍切除以外に下顎区域切除が必要であったり，舌や中咽頭も含めて切除されたりする場合は，症例に応じて腓骨皮弁や腹直筋皮弁，またはそれらの組み合わせを使用する．頬粘膜腫瘍切除に加えて下

---

* Takuya HIGASHINO, 〒277-8577　柏市柏の葉6-5-1　国立がん研究センター東病院形成外科，科長

顎辺縁切除や上顎部分切除を伴う場合は，通常は前外側大腿皮弁のみで再建可能である．本稿は頬部の軟組織再建の稿であるため，骨の再建が不要な，頬粘膜が切除された場合と，頬部の皮膚から粘膜まで全層が切除された場合について述べる．

頬部が皮膚から粘膜まで全層で切除された場合については，通常は前外側大腿皮弁を選択し，2つ折り，または分割して2つの皮島にして使用している．

4．皮弁の挙上

前外側大腿皮弁を使用する際は，手術の前日にカラードップラー法を用いた超音波検査を行い，上前腸骨棘と膝蓋骨外頭側を結ぶ線の中点付近で穿通枝の位置を確認している．大腿部の造影CT検査は行っていない．

腫瘍切除と同時進行で，大腿部から前外側大腿皮弁を挙上する．切除終了予定時間の2時間前くらいから皮弁の挙上を開始し，腫瘍切除後にスムーズに再建手術に移行できるように留意している．

術前の超音波検査で探索しておいた穿通枝の位置を参考に，予測される欠損部の大きさに合わせて6×12 cmから7×14 cm程度の前外側大腿皮弁をデザインする．分割して2皮島にする場合や，折り返して使用する場合は，7×20 cm程度の前外側大腿皮弁をデザインする．穿通枝は通常1本，2皮島にする場合は2本を，皮弁の中央付近に入れるようにしている．

皮弁の挙上は，最初に大腿内側の皮膚を切開して，大腿筋膜上または筋膜下で穿通枝を確認する．穿通枝の位置をメスとスキンマーカーで皮島の皮膚側にマーキングしておく．このマーキングは皮弁縫着時の皮弁の配置を決定したり，皮弁のトリミングの部位を決定したりする際に穿通枝の位置をすぐに把握できるため有用である．穿通枝の位置に合わせて皮島のデザインを微調整した後，最初の皮膚切開を頭尾側に延長して術野を展開する．皮島の外側は通常最後に皮膚切開している．皮弁が厚すぎる場合は，浅筋膜下の皮下脂肪組織を切除して皮弁が薄くなるようにする[6]．頬

粘膜がん切除後の再建では，通常，皮弁に大腿外側広筋弁は含めずに，皮膚への穿通枝を外側広筋から剥離して純粋な穿通枝皮弁として挙上している．皮弁の血管茎は外側大腿回旋動静脈下行枝が大腿直筋枝を分岐する部分まで剥離する．血管茎の剥離終了後に残りの皮弁外側の皮膚切開を追加して皮弁が血管茎だけで大腿部につながっている状態にし，皮弁の血流を確認する．止血も行っておく．腫瘍切除終了後に外側大腿回旋動静脈下行枝が大腿直筋枝を分岐した末梢で血管茎を切断して皮弁を採取する．上前腸骨棘と膝蓋骨外頭側を結ぶ線の中点付近の穿通枝を使用している場合，この範囲の剥離で血管茎は余裕を持って頸部の移植床血管に到達する．

皮弁採取後は，皮弁を頬部の欠損部に移植するのと同時進行で，大腿の皮弁採取部を閉創する．止血を確認後に，大腿筋膜を大きく採取していない場合は大腿筋膜を縫合して，吸引ドレーンを1本，皮下から筋膜下に留置して閉創している．

5．皮弁の縫着

腫瘍切除終了後，切除検体，腫瘍の切除範囲や温存された臓器，血管，神経などを切除医と術野をみながら確認してから再建を開始する．止血も確認しておく．

健側に開口器を装着して開口した状態で口腔内の粘膜欠損部に皮弁の縫着を開始する．欠損の大きさと皮弁の穿通枝の位置を確認して，おおよそ使用する皮島の大きさを決めておく．口腔内に縫着する皮島の面積は，開口器で十分開口した状態で欠損部に合う面積にするとちょうどよい．皮島が小さすぎると開口障害の原因になり，大きすぎると噛む動作に干渉する可能性があるので注意する．皮弁の縫着は，最も縫合しにくいと思われる欠損の奥側から開始し，奥から順に，適宜皮弁をトリミングしながら，手前に向かって皮弁と頬粘膜を縫合し，皮弁の縫着を完了する．必要であれば，適宜マットレス縫合で縫合して確実な創の癒合を目指す．耳下腺管が長く残されている場合は皮弁と頬粘膜の間から開口するように6-0吸収糸などで固定しておく．腫瘍切除時に結紮処理され

ている場合はそのままでよい.

頬部全層欠損の場合,皮弁を折り返して,折り返しの部分を脱上皮し,顔面の欠損に合わせて皮弁をトリミングして顔面皮膚欠損部に皮弁を縫合する.口腔内側の皮弁を奥から縫着していくと皮弁の折り返し部分は通常口角側にくるが,折り返し部の厚さが気になる場合は折り返し部が奥になるようにして皮弁を縫着する.2皮島にできる場合は分割して2皮島にしてもよい.皮膚切除範囲の大きさを切除前に測定しておき,皮膚側に配置する皮島はそれより面積が大きくなりすぎないようにする.皮島の面積が切除と同じかそれより小さい方が整容的に優れる.

6.顕微鏡下血管吻合

皮弁の阻血時間を考慮しながら,通常,皮弁の縫着を完了後に血管吻合を行う.移植床血管はほとんどの場合,動脈は患側の上甲状腺動脈,または顔面動脈で,静脈は内頸静脈の本幹,またはその分枝を用いている.

血管茎は下顎骨の前面,または後面を通して頸部に誘導する.下顎骨の前面を通しても問題はないが,下顎骨の後面を通すことが無理なく行えて,その状態での血管吻合に支障がなければ,術後,血管茎の外的な圧迫などの危険が少なくなるので症例を選んで下顎骨の後面を通している.下顎の前面を通した場合,術後早期は特に血管茎に外的な圧迫が加わると血管茎が下顎骨との間に挟まれて皮弁の血流不全を生じるため,十分注意する.

7.閉 創

皮弁の縫着,血管吻合後,止血を確認して閉創に移る.粘膜側のみの再建の場合は頬部にはドレーンは留置せず,頸部郭清部のみにドレーンを留置している.ドレーンは通常吸引ドレーンを用いているが,血管茎に干渉しそうな場合はペンローズドレーンを選択している.

頬部の全層欠損の再建の場合は頬粘膜側と顔面皮膚側の2つの皮島の間にドレーンを留置するが,スペースが狭いこと,穿通枝が近くに存在することからペンローズドレーンを留置することが多い.頸部郭清部にも吸引ドレーン,またはペンローズドレーンを留置する.

口唇が切開されている場合は,赤唇と白唇の境界部,赤唇の皮膚粘膜移行部がずれないように注意して,粘膜,筋層,皮膚を層ごとに縫合する.

8.皮弁移植部の術後管理

術後3日間は皮弁の血流の状態に留意する.当院では,医師が手術当日は手術後1,2回,手術翌日からは朝夕1日2回,皮弁の血流の状態を確認している.また,看護師が術後3日間は2時間毎に皮弁の血流の状態を確認している.頭頸部のドレーンは,吸引ドレーンの場合は術後4日目以降に1日排液量が10 mℓ以下になったのを確認して抜去している.ペンローズドレーンの場合はガーゼに付着する排液量が少なくなったことを確認して抜去する.経口摂取は創の哆開がなければ,おおよそ術後7日目前後に開始している.

9.皮弁採取部の術後管理

前外側大腿皮弁に限らずどの皮弁で再建しても,術後は翌日から離床,歩行を開始している.ドレーンからの排液が1日30 mℓ以下になってからドレーンを抜去している.

症例提示

症例1:左頬粘膜がん(扁平上皮がん,cT2N2bM0,cStage ⅣA)の60歳台,女性

頬粘膜腫瘍切除,下顎辺縁切除(左第一小臼歯から左臼後部まで),左頸部郭清術(Ⅰ-Ⅳ)が行われ,遊離前外側大腿皮弁で再建した(図1).

腫瘍切除と同時進行で右大腿から7×12 cmの前外側大腿皮弁を採取した.外側広筋弁は皮弁に含めなかった.採取した皮弁の血管茎を下顎骨の後面を通して頸部に誘導した.皮弁を頬粘膜の欠損部に縫着し,左上甲状腺動脈と左内頸静脈に血管吻合した.左胸鎖乳突筋内側の郭清野と顎下部に1本ずつ吸引ドレーンを留置して閉創し,手術を終了した.気管切開は施行されなかった.

術後,頬部の形態は良好で,開口,閉口に問題はない.術後7年時点で,MTFスコアはM5T3F5,計13点,会話機能(広瀬)はA 5点,B 5点,計10点,アイヒナー分類はB1だった.

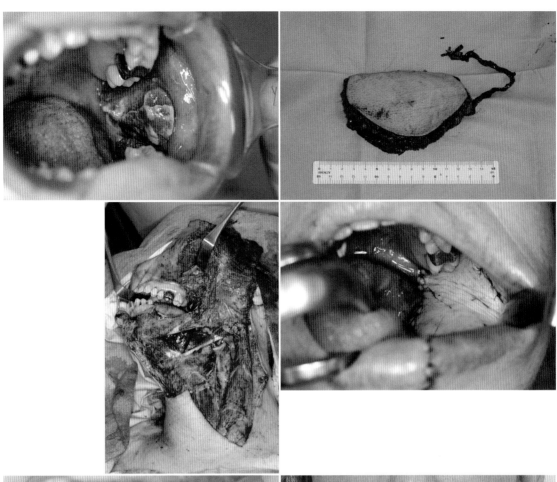

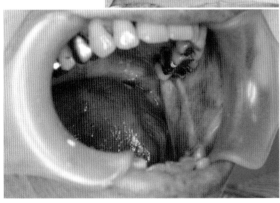

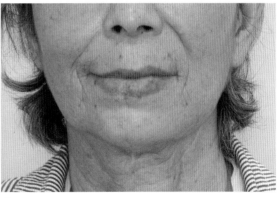

a | b
c | d
e | f

図 1. 症例 1

a：左頬粘膜に腫瘍がみられた.

b：右大腿から 7×12 cm の前外側大腿皮弁を採取した.

c：頸部郭清，腫瘍切除後の状態

d：手術終了時．口腔内の欠損を遊離前外側大腿皮弁で再建した.

e：術後 6 年時点の口腔内写真

f：術後 7 年時点．頬部の形態は良好

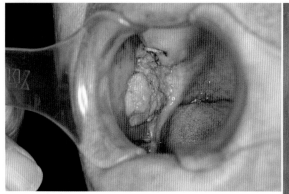
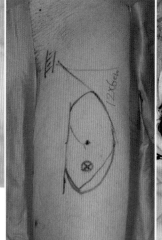
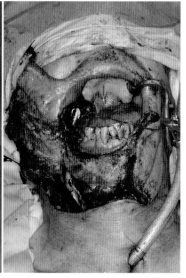

図 2.
症例 2
　a：右頬粘膜に腫瘍がみられた.
　b：左大腿から 6×12 cm の前外側大腿皮弁を採取した.
　c：頸部郭清，腫瘍切除後の状態
　d：手術終了時. 口腔内の欠損を遊離前外側大腿皮弁で再建した.
　e：術後 8 か月時点の口腔内写真
　f：術後 8 か月時点. 頬部の形態は良好

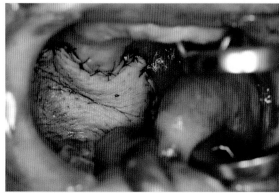
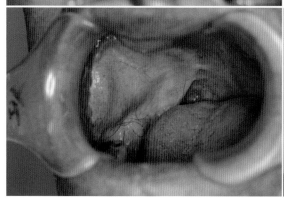
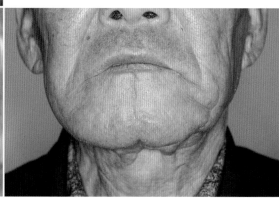

a	b	c
d		
e	f	

症例 2：右頬粘膜がん（疣状がん，cT4aN0M0，cStage ⅣA）の 70 歳台，男性

　頬粘膜腫瘍切除，右頸部郭清（Ⅰ-Ⅲ），気管切開術が行われ，遊離前外側大腿皮弁で再建した（図 2）.

　腫瘍切除と同時進行で右大腿から 6×12 cm の前外側大腿皮弁を採取した. 外側広筋弁は皮弁に含めなかった. 採取した皮弁の血管茎を下顎骨の後面を通して頸部に誘導した. 皮弁を頬粘膜の欠損部に縫着し，右上甲状腺動脈と右内頸静脈に血管吻合した. 右胸鎖乳突筋内側の郭清野と頸部の皮下に 1 本ずつ吸引ドレーンを留置して閉創し，手術を終了した.

　術後，頬部の形態は良好で，開口，閉口に問題はない. 術後 8 か月時点で，MTF スコアは M3T3F4，計 10 点，会話機能（広瀬）は A　5 点，B　5 点，計 10 点，アイヒナー分類は C2 だった.

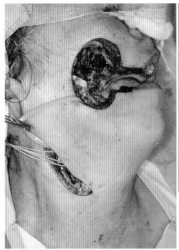
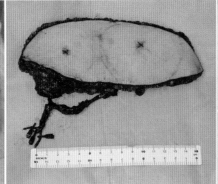
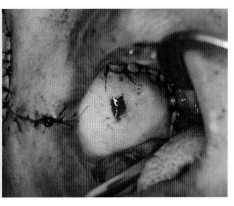
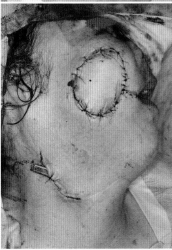
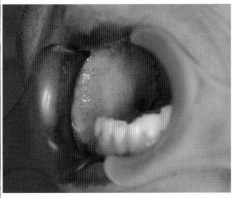
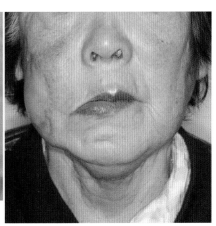

図 3. 症例 3

a	b	c
d	e	f

a：腫瘍切除後の状態
b：右大腿から 7.5×19 cm の前外側大腿皮弁を採取した.
c：手術終了時. 口腔内の欠損を遊離前外側大腿皮弁で再建した.
d：手術終了時. 顔面の皮膚欠損を遊離前外側大腿皮弁で再建した.
e：術後 1 年時点の口腔内写真
f：術後 1 年時点. 輪郭の形態は良好だが, 右口角が下垂した. 皮島をもう少し小さく
　したり, 口角を吊り上げたりした方がよかった.

症例 3：右頬粘膜がん（腺がん）の手術および術後放射線治療後に局所再発した 60 歳台, 女性

7 年前に他院で右頬粘膜がんに対し頬粘膜腫瘍切除, テルダーミス®貼付術を行った. 病理診断は腺がんだった. 術後, 右頸部郭清術と放射線治療（60 Gy）が行われた. 局所再発したため当院に紹介された. 頬粘膜腫瘍切除, 顔面皮膚合併切除術が行われ, 遊離前外側大腿皮弁で再建した（図3）.

腫瘍切除と同時進行で右大腿から 7.5×19 cm の前外側大腿皮弁を採取した. 穿通枝は 2 本皮弁に入るようにして採取したが, 血管茎の配置の関係で頭側の穿通枝は結紮, 切断した. 外側広筋弁は皮弁に含めなかった. 尾側の皮島を頬粘膜欠損部に縫着し, 折り返して, 頭側の皮島を顔面の皮膚欠損部に配置した. 2 つの皮島の間は脱上皮した. 口角を元通りに縫合して口腔内の閉創を完了した. 下顎骨前面の皮下トンネルを通して皮弁の血管茎を頸部に誘導し, 右上甲状腺動脈と右内頸静脈に血管吻合した. 血管吻合後に顔面側の皮島の大きさを決定し, 余分な部分は脱上皮して死腔

に充填した．右頬部と右頸部に複数のペンローズドレーンを留置して閉創し，手術を終了した．気管切開は施行されなかった．

術後，頬部の形態は良好で，開口，閉口に問題はない．術後 1 年時点で，MTF スコアは M5T3F5，13 点，会話機能(広瀬)は A　5 点，B　5 点，計 10 点，アイヒナー分類は C1 だった．

まとめ

頬粘膜がん切除後の再建手術について，再建時の注意点を押さえながら当院で行っている方法について述べた．口腔内の粘膜欠損を再建する皮島の面積は開口器で十分開口した状態で欠損に合う面積にするとちょうどよく，顔面皮膚側の皮島の面積は切除と同じかそれより小さい方が整容的に優れると考えている．

参考文献

1) Chien, C. Y., et al.：Comparison of radial forearm free flap, pedicled buccal fat pad flap and split-thickness skin graft in reconstruction of buccal mucosal defect. Oral Oncol. 41：694-697, 2005.
　Summary　頬粘膜がん切除後の再建について，遊離橈側前腕皮弁移植術，有茎頬脂肪体弁移植術，分層植皮術を比較した研究．

2) Kuo, Y. R., et al.：Functional reconstruction of complex lip and cheek defect with free composite anterolateral thigh flap and vascularized fascia. Head Neck. 30：1001-1006, 2008.
　Summary　頬部と口唇の複合欠損を筋膜付きの遊離前外側大腿皮弁で再建した報告．

3) Sun, G., et al.：Reconstruction of extensive through-and-through cheek defects with free anterolateral thigh flap. J Craniofac Surg. 25：e31-e38, 2014.
　Summary　頬部の全層欠損を遊離前外側大腿皮弁で再建した報告．

4) Lin, C. H., et al.：Experience with the use of free fasciocutaneous flap in through-and-through cheek-buccal defect reconstruction：surgical outcome and quality of life analysis. Ann Plast Surg. 76 Suppl 1：S74-S79, 2016.
　Summary　頬部の全層欠損に対する遊離前外側大腿皮弁と遊離前腕皮弁の成績を比較した研究．

5) Wu, X., et al.：Application of a chimeric ALT perforator flap with vastus lateralis muscle mass in the reconstruction of the defects after radical resection of a buccal carcinoma：A retrospective clinical study. J Surg Oncol. 122：632-638, 2020.
　Summary　頬粘膜がん切除後の再建に大腿外側広筋弁を付加したキメラ型の遊離前外側大腿皮弁移植を用いた報告．

6) Innocenti, M., et al.：A safer way to harvest a superthin perforator flap. Plast Reconstr Surg. 147：466-469, 2021.
　Summary　前外側大腿皮弁を安全に薄層化する方法の報告．

PEPARS　No.182：35-41, 2022

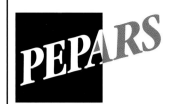

◆特集／遊離皮弁をきれいに仕上げる─私の工夫─

遊離皮弁を用いた頭蓋再建

野村　正*1　橋川和信*2　髙須啓之*3

Key Words：頭蓋再建（cranial reconstruction），広背筋皮弁（latissimus dorsi musculocutaneous flap），硬膜外腔（epidural space），ティッシュエキスパンダー法（tissue expander），分割切除（serial excision）

Abstract　　頭蓋は皮膚軟部ならびに骨の複合体であり，脳を保護する極めて重要な役割を担っている．当科では再建においては，脳保護の観点から創治癒を最優先事項とし，感染や脳神経学的合併症を回避することに注力する．続いて整容面での改善が必要な場合は二次的に修正術を行う．特に脳外科術後の感染症例の再建では，皮膚軟部，硬組織，硬膜外腔，硬膜ならびに副鼻腔との関連など各項目についてデブリードマン，再建方法と再建時期について検討する．遊離皮弁は血流が豊富で新鮮な組織を移植でき，創治癒の観点からも極めて有用な方法である．皮島が整容面で問題となる場合はティッシュエキスパンダー法などで二次的に修正する．

はじめに

　頭蓋は皮膚軟部ならびに骨の複合体であり，脳を保護する極めて重要な役割を担っている．さらに顔面から連続する部位であり，被髪部であることやその丸みを帯びた形態などからも整容面においても重要な部位である．皮膚軟部組織の欠損のみに目を奪われ，単純にこれらを再建するだけでは思わぬ合併症を招きかねない．本稿では主に遊離皮弁を用いた頭蓋再建について概説するととも

に，症例提示して我々の再建についての考え方について紹介する．また，頭蓋をきれいに仕上げるポイントについても言及する．

頭蓋再建前の診断ならびに再建術のポイント

　形成外科に依頼される頭蓋再建として，皮膚軟部組織を含む腫瘍切除後の再建や脳外科手術後の硬膜外膿瘍や骨弁感染などが挙げられる．頭皮は硬い上に，脳外科術後症例では瘢痕化で皮膚に余裕がないことも多い．また局所皮弁で対応すると瘢痕がさらに複雑化することからも，遊離皮弁は新鮮な組織を増量できるため極めて有用な方法である．治療の目標として，まずは，脳保護の観点から創治癒を最優先事項とし，感染や脳神経学的合併症を回避することに注力する．続いて整容面での改善が必要な場合は二次的に修正術を行うということを基本方針としている．当科では，あらゆる頭蓋再建において以下の解剖学的構造や既治療に伴う影響を精査し，再建方法について吟味し

*1　Tadashi NOMURA, 〒650-0017　神戸市中央区楠町 7 丁目 5 番 1 号　神戸大学大学院医学研究科形成外科学，准教授

*2　Kazunobu HASHIKAWA, 〒466-8550　名古屋市昭和区鶴舞町 65 番地　名古屋大学大学院医学系研究科形成外科学，准教授

*3　Hiroyuki TAKASU, 〒755-8505　宇部市南小串 1-1-1　山口大学医学部附属病院形成外科，准教授

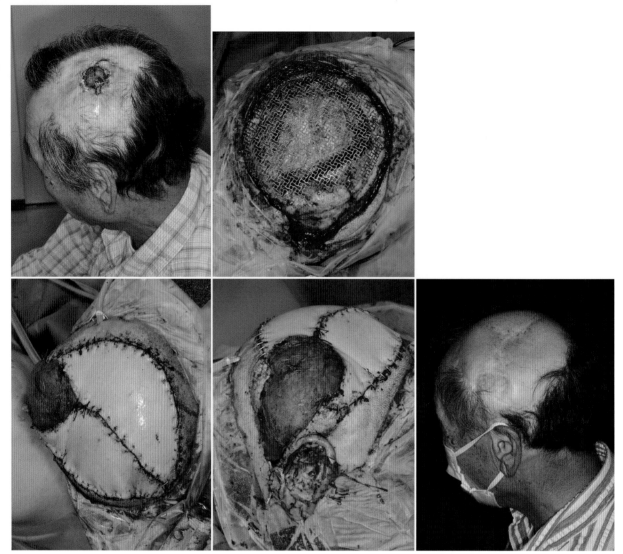

図 1. 頭部頭皮瘢痕癌に対して，広汎切除（頭皮，頭蓋骨，硬膜）を行い，硬膜欠損を大腿筋膜で，硬組織をチタンメッシュで，頭皮を遊離広背筋皮弁で再建した症例

a	b
c	d
	e

a：初診時
b：硬膜，硬組織再建後
c，d：遊離広背筋皮弁移植後．皮弁は分割型とし最大 13 cm 横幅を被覆した．耳前部ならびに側頭部は筋体の上に薄め分層植皮を行った．
e：術後 5 年時所見．筋体は萎縮し contour は良好である．植皮部は収縮し，目立たない．毛髪再建の希望がないため，経過観察としている．

（文献 3 より引用改変）

ている．腫瘍切除後の一次再建では，切除された組織各々を再建することを心がける（図1）[1]．一方，脳外科術後の感染症例などでは，デブリードマンや再建時期についての検討に加えて，これまでの治療歴の確認も重要であり，脳外科での手術記録を取り寄せるなど情報収集に努める．また，頭蓋内に及ぶ症例では脳外科医と連携して治療にあたる．

1．解剖学的構造における注意点

A．皮膚軟部組織

脳外科術後感染症例では皮膚が菲薄化していることや複数回手術で頭皮に複雑な瘢痕が生じている場合も多いため，十分なデブリードマンが必要である．したがって，単純縫縮では対応できず，血流が豊富で自由度の高い遊離皮弁が必要となることが多い．我々は比較的大きな皮島が採取可能で血管茎が長く，感染制御に有利な筋弁を有し血流が安定している遊離広背筋皮弁を好んで用いている．この他に比較的小範囲の欠損であれば前腕皮弁を用いることもある．前外側大腿皮弁[2][3]や広背筋弁上に分層植皮移植をする方法が整容面で優れているとの報告もある[4]．

B．硬組織

脳外科手術後の感染症例では，まずは感染のコントロールが重要となる．脳外科手術の硬組織再建にはチタンメッシュ，ハイドロキシアパタイトやメチルメタクリレートなど様々な材料が用いられている可能性がある．人工物が露出あるいは創部と連続し，感染の疑いがある場合は原則抜去する．自家骨弁が残存している場合は，骨弁自体に感染が生じているかを検討する．骨弁は周囲の骨と深部硬膜からの血流で栄養されるが，多くは硬膜からの血流で維持されていると考えられる．骨弁周囲の癒合不全や硬膜との連続性が絶たれたことを示唆する動揺性があれば，骨弁は血流のない「死んだ骨」となっている可能性が高い．同様の理由から，深部に人工硬膜が用いられている自家骨弁も「死んだ骨」となっている可能性が高く，残しておいても感染のリスクが高いため除去する．

再建では術後の硬膜外腔(epidural space；以下，EDS)の評価が重要である[5][6]．詳細は次項(C.硬膜外・硬膜)に記載する．チタンメッシュは術中に用手的に変形させることが可能であり，あらゆる状況で即時に対応できる点で自由度が高い．また，多孔性であることから遊離皮弁と硬膜にフィットすればメッシュの孔を通じて創治癒機転が促されることも期待でき，遊離皮弁と親和性が

高い再建材料と考えられる．他の再建材料としてカスタムメイドのチタンプレート(クラニオフィット-Ti®，HOYA Technosurgical 株式会社)やハイドロキシアパタイト関連の人工骨などが利用可能であり，術前の CT 画像から患者の状態に合わせて作製できる．事前にメーカー担当者と曲率について打ち合わせをしておく．

硬組織再建の時期について，がん切除などの一次再建であれば同時に行う．一方，脳外科術後の感染症例では，6か月以上待機して二期的に行うことが従来提唱されていたが，近年は感染創のデブリードマンと同時に硬組織再建を行う報告も散見される[7]．我々も初回再建手術前にすでに脳外科で感染源が除去されている症例では，十分なデブリードマンを行った上で，チタンメッシュと遊離広背筋皮弁を組み合わせて一期的再建を行うこともある．

C．硬膜外腔・硬膜

脳外科術後感染症例で再建前に EDS にすでに明らかにスペースがある場合は，硬組織を外して硬膜を確認することが望ましい．人工硬膜が感染源となっている場合や既に露出している場合は除去する．硬膜と硬組織両者を人工物で再建することは感染の観点から避けた方が良いため，必然的に硬膜再建には自家大腿筋膜移植を用いることが多い．

術後の EDS について，2 cm を超える EDS が残る場合には頭蓋形成術後に感を生じる確率が高くなるとされている[8]．自家硬膜はある程度の伸展性があり，術後の脳の拡張が期待できるため一次再建かつ自家硬膜残存症例であれば，整容面を優先して人工骨再建を検討する．その場合も，術後感染予防として EDS が 2 cm を超えないように曲率を調整する．一方，脳外科術後の感染症例は，術後感染のハイリスク症例である．創治癒を最優先とし EDS をできるだけ狭小化させるよう硬組織の曲率を変えるため，整容性はある程度犠牲にせざるを得ない．EDS への組織充填は術後の皮弁浮腫が予測不可能で脳が圧迫されることも懸念され

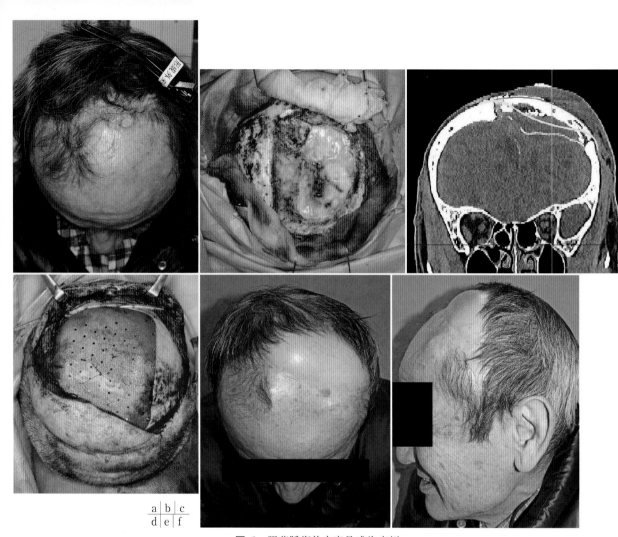

a	b	c
d	e	f

図 2. 膠芽腫術後自家骨感染症例

初回手術で遊離広背筋皮弁移植のみを行ったが，後日自家骨弁が感染し，自家骨弁を除去した．二期的に硬組織再建を行った．

　a：初診時．前頭部に自家骨の露出を認める．
　b：硬組織再建の硬膜除去後．被膜が保たれ，髄液の漏出は認めず，硬膜再建は行わなかった．
　c：人工骨作製のシミュレーション画像．黄色線が作製ラインであり，骨断端を直線で結ぶラインよりさらに陥凹させた．
　d：カスタムメイド Ti プレート（クラニオフィット-Ti®）移植後
　e：術後 3 年 6 か月，正面像
　f：術後 3 年 6 か月，側面像．Contour は比較的良好に保たれている．担癌状態のため皮島の二次修正は行っていない．

るため，我々は原則行っていない．また，長期人工硬膜留置症例では，人工硬膜下に被膜が形成され，脳脊髄液の漏れが生じないこともある（図 2-b）．このような場合は，硬膜再建を行わないで良い．

D．副鼻腔の関与

　脳外科の手術操作で前頭洞など副鼻腔を含む手術が行われているかどうかを確認する．脳外科術後症例では気脳症なども診断のポイントとなる．さらに鼻腔との遮断に遊離脂肪や人工骨ペーストが充填され，これらが感染源となることもあり，事前に情報収集し，必要に応じてデブリードマンを行う．このような場合，前頭洞後壁が欠損し頭蓋内と交通することはまず避けられないため，前頭洞の頭蓋化を行い，pericranial flap や移植筋弁

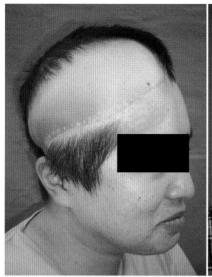
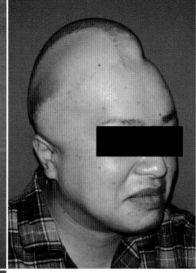
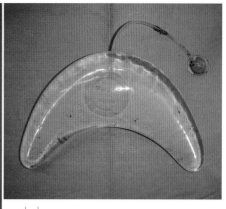
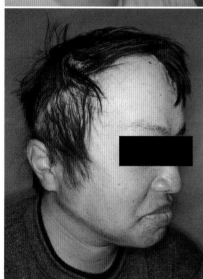

a	b	c
d		

図 3.
遊離広背筋皮弁移植後の TE による皮島切除症例
　　a：初回手術は遊離広背筋皮弁移植ならびにチタンメッシュで再建
　　　　した.
　　b：TE 拡張後
　　c：挿入していた TE
　　d：皮島切除後

の一部を用いて頭蓋と鼻腔を確実に遮断する.

2．その他の留意事項

A．バイパス手術

浅側頭動脈中大脳動脈(STA-MCA)吻合術が行われている症例では, レシピエント血管に同側の浅側頭動静脈が利用できないため, レシピエント血管に反対側の浅側頭動静脈や顔面動静脈を用いる.

B．放射線治療

頭皮では潰瘍や菲薄化がみられる部位は切除する. 放射線照射後の自家骨弁露出症例では自家骨弁を維持することはほぼ不可能と考えており, 原則摘出している.

C．脳室腹腔(VP)シャント

脳脊髄液が腹腔へ過剰に流出されると硬膜の

EDS が大きくなる. VP シャント症例で硬組織再建術前から水頭症や気脳症を繰り返すような症例は EDS 開大のハイリスク症例である. また, 骨弁を除去のみで硬組織再建を行わないと大気圧の影響によってその傾向はさらに強まり, sinking skin flap syndrome や syndrome of the trephined と呼ばれる意識障害が出現しやすいため, 硬組織再建の時期についても注意を払う必要がある. VP シャント症例脳外科医と術前後のシャント圧調整についてディスカッションが必要である[9].

3．きれいに仕上げるポイント

A．頭蓋形態について

自家骨弁が残る場合は, バーホールや骨接合部の陥凹が目立つ場合に, ペースト状のハイドロキシアパタイトが有用である. 硬組織再建は頭蓋形態に直結するため, 整容面の観点からは本来の頭蓋骨の輪郭に合わせるように人工骨の形状を整えた方が良いが, 先述の EDS の問題も生じる. 当科では, 感染ならびに脳神経学的合併症を生じさせないことを優先し, 特に脳外科術後の感染症例では合併症回避のため硬組織再建において EDS を

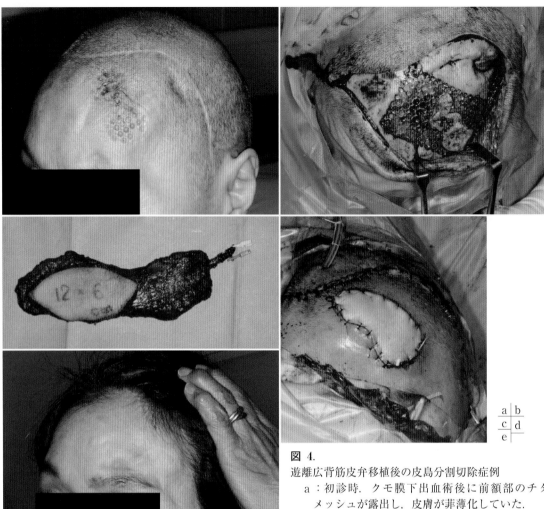

図 4.
遊離広背筋皮弁移植後の皮島分割切除症例
  a：初診時．クモ膜下出血術後に前額部のチタン
    メッシュが露出し，皮膚が菲薄化していた．
  b：術中所見．感染源のチタンメッシュを除去した．
    自家骨弁は温存した．
  c：12×6 cm の遊離広背筋皮弁を移植した．
  d：手術終了時
  e：分割切除を 2 回行い，皮島を全切除した．自家骨
    の変形に伴い前額部の凹凸が認められるが，皮島
    が除去され整容面で改善した．

狭小化させることを重視している．症例毎に患者
の状態を考慮して優先事項を検討する必要がある．

B．移植皮島の処理

　遊離皮弁移植後の皮島は被髪部では禿髪を，前
額部では color や texture の不適合を生じる．皮島
の横幅が大きければ，ティッシュエキスパンダー
(TE)を隣接の健常頭皮下に挿入して健常頭皮を
拡張した後に，皮島を切除する(図 3)．また，皮
島を分割切除する方法も有用である(図 4)．健常
筋弁上に薄い分層植皮で被覆すると，生着後にこ

れらが萎縮，収縮する．あえてこれらの特性を利
用して頭皮や耳前部の切開部に植皮を行うことも
ある(図 1-c〜e)．これら二次修正手術は瘢痕が十
分に落ち着く 6 か月以降を目安に行う．

まとめ

　当科の頭蓋再建に関する方針を述べてきた．皮
膚軟部組織再建には遊離広背筋皮弁移植は血流が
豊富で，感染制御の観点から極めて有用な術式で
ある．硬組織については再建時期や EDS に注意

を払う．初回再建術のエンドポイントは感染ならびに脳神経学的合併症を生じさせないことに尽きる．整容面は二次的に修正術を行うことが多いが，皮島が整容面で問題となる症例に対してはTE法や分割切除が有用である．

参考文献

1) 吉岡　剛ほか：頭蓋骨融解を伴った頭頂部熱傷瘢痕後の有棘細胞癌の1例．日形会誌．**36**：618-623，2016．

2) Koshima, I., et al.：Free anterolateral thigh flaps for reconstruction of head and neck defects. Plast Reconstr Surg. **92**：421-428, 1993.

3) Shimizu, F., et al.：Algorithm for reconstruction of composite cranial defects using the fascial component of free anterolateral thigh flaps. J Craniofac Surg. **24**：1631-1635, 2013.

4) van Driel, A. A., et al.：Aesthetic and oncologic outcome after microsurgical reconstruction of complex scalp and forehead defects after malignant tumor resection：an algorithm for treatment. Plast Reconstr Surg. **126**：460-470, 2010.

5) 吉岡伸高，富永紳介：頭蓋骨形成術後の硬膜外腔の検討．日頭頸顔外会誌．**14**：1-7，1998．

6) 吉岡伸高：開頭術後感染例に対する頭皮頭蓋再建術の経験　遊離組織移植術の工夫．形成外科．**60**：701-709，2017．

7) Kshettry, V. R., et al.：Immediate titanium cranioplasty after debridement and craniectomy for postcraniotomy surgical site infection. Neurosurgery. **70**(1 Suppl Operative)：8-14, 2012.

8) Kumar, A. R., et al.：Advanced cranial reconstruction using intracranial free flaps and cranial bone grafts：an algorithmic approach developed from the modern battlefield. Plast Reconstr Surg. **130**：1101-1109, 2012.

9) 野村　正ほか：開頭術後頭部皮膚潰瘍の原因に関する検討とその対策—死腔形成と脳室-腹腔シャントが及ぼす影響について—．日頭頸顔外会誌．**30**：171-178，2014．

PEPARS No.182：42-54, 2022

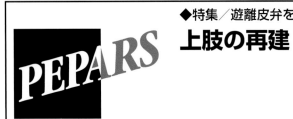

◆特集／遊離皮弁をきれいに仕上げる─私の工夫─

上肢の再建

小野　真平*

Key Words：遊離皮弁(free flap)，上肢(upper limb)，再建(reconstruction)，下行膝動脈穿通枝皮弁(descending genicular artery perforator flap；DGAP flap)，橈骨動脈浅掌枝皮弁(superficial palmar branch of the radial artery flap；SPBRA flap)

Abstract 　上肢の遊離皮弁再建を美しく仕上げるためには，① 薄い(薄くできる)皮弁を選択すること，② 欠損に類似した組織で再建すること，③ 皮弁採取部を一期的に閉創すること，の３条件が重要である．欠損の大きさが大きくなればなるほど，この３条件を満たすような再建法の選択は難しい．実際には，３条件のうち２条件を満たすような再建法を選択するとまずまずの整容再建が可能である．また，上肢のなかでも手・手指は特殊であり，さらに考慮するべき条件が増える．手のファンクショナル・エステティック ユニットを考慮し，皮弁辺縁やドナーの縫合線をユニットの輪郭に合わせて再建をすることで機能・整容の両面で優れたアウトカムを獲得できる．

　上肢の再建では解剖学的に構造が似ている下肢からの遊離皮弁を第１選択にしている．なかでも前外側大腿皮弁が最も有用であるが，下行膝動脈穿通枝皮弁も，大腿中間部の前内側から薄くしなやかな皮弁を挙上可能であり，質の高い上肢の輪郭再建が可能である．手指・手部掌側は皮膚の性状が他と異なるため，同部の再建に際しては，手関節掌側から挙上する橈骨動脈浅掌枝皮弁を好んで用いている．類似した組織で再建できるため，整容面で優れているだけでなく，知覚の回復もよい．

はじめに

　上肢の再建において，機能と整容の両面で良好な治療アウトカムの獲得が求められることに異論はないと考える．しかし一般的には，良好な機能回復の獲得に重点が置かれる傾向にあり，整容は二の次になっている症例が散見される．上肢の再建において，皮膚軟部の扱いが疎かになると，整容的な問題が生じるのみならず，機能にも悪影響が生じる．具体的には，瘢痕拘縮や関節上の厚い皮弁は関節可動域制限の原因になり，筋体上の不用意な植皮は筋腱の滑走障害の原因になる．機能と整容に優先順位はなく，同等により高い点数を目指す必要があると考える．そのために，上肢の再建に携わる医師は，深部再建のみならず，皮膚

軟部組織再建に精通する必要がある．

　本稿では，遊離皮弁による上肢の再建において，特に整容面に配慮した皮弁の選択，再建のこだわりや工夫を紹介する．

上肢の遊離皮弁再建を美しく仕上げる工夫

　上肢の皮弁を美しく仕上げるうえで，下記３点を考慮して治療計画を立てるとよい．

　① 薄い(薄くできる)皮弁を選択すること

　② 欠損に類似した組織で再建すること

　③ 皮弁採取部を一期的に閉創すること

　上肢の皮弁再建において，輪郭を整えることが大切であり，そのために皮弁は薄い方が望ましい．多くの場合，薄すぎて問題になることはない．厚い皮弁は美しくないだけでなく，関節可動域制限の原因にもなり得る．皮弁は厚く挙上したものを薄層化してもよいが，筋膜状で挙上すると自動的に薄い皮弁が採取できる部位(例：大腿部)を選

---

* Shimpei ONO, 〒113-8603　東京都文京区千駄木 1-1-5　日本医科大学付属病院形成外科・再建外科・美容外科

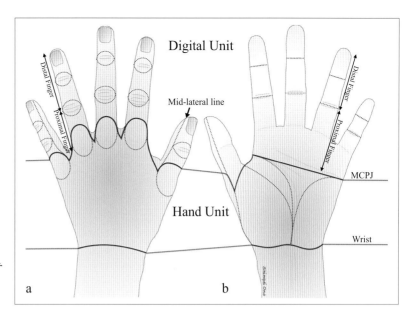

図 1.
手のファンクショナル・エステ
ティック ユニット

択するのが安全で手術時間も短くて済む．また，欠損部に類似した皮膚を用いた皮弁再建を選択することで，再建部の皮膚の色や質感が周囲と馴染んでパッチワーク状の醜形を避けることができる．さらに遊離皮弁再建をする場合，再建部のみならず，皮弁採取部の整容にも配慮が必要である．皮弁採取部は非露出部が望ましい．皮弁採取部は一期的に単純縫縮するのが最もきれいであるが，それが可能かは欠損の大きさに依存する．欠損が大きい場合は，植皮を追加するが，患者が希望すれば二期的に植皮部を切除して，1本の手術瘢痕にする選択肢もある．

　上記 ①②③ をすべて満たすことが可能な再建法は，エキスパンダー法である．しかしエキスパンダー法は，手術回数が複数回になり，欠損を二期的に閉創する術式のため，瘢痕修正のような症例を除いては選択しづらい．皮膚軟部組織欠損を有する多くの症例では，早期に欠損を被覆することが求められるため，欠損の大きさが大きくなればなるほど，上記の3条件を満たすような再建法の選択は難しい．そのため実際には，3条件のうち2条件を満たすような再建法を選択するとよい．例えば，肘関節周囲に大きな皮膚軟部組織欠損があった場合，上肢に類似した組織を有する下肢，かつ，非露出部である大腿から前外側大腿皮弁（anterolateral thigh flap；ALT flap）を深筋膜上で挙上する．患者の体格にもよるが，大腿の前

外側部から採取した皮弁は，皮弁の薄層化をせずとも，皮膚と皮下脂肪の厚さが類似しており，皮膚の色と質感も近似していることが多い．この場合，皮弁採取部を一期的に単純縫縮できれば，①②③ をすべて満たせることになる．仮に欠損の大きさが大きく，ALT flap を横軸8cm以上で作図しないといけないような場合は，皮弁採取部に植皮を要するが，上記 ③ 条件のうち①② を満たすことができるため，まずまずの整容再建が可能となる．

1．手・手指再建の特殊性

　以上は，手・手指以外の上肢（上腕～肘～前腕～手背）の皮膚軟部組織再建に共通した原則である．一方で，手・手指は多くの関節を有し，複雑な形状をしており，掌背側の皮膚の性状が全く異なるため，さらに考慮すべき条件が増える．手掌の皮膚は，無毛で，角質が厚く伸展性に乏しく，手掌皮膚が深部の手掌腱膜と密に連結しているため可動性が少なく物を確実に把持できる，知覚が発達している，などの特徴がある．上肢において，手掌だけが皮膚の性状が他部位と異なることを強調したい．手掌の欠損は手掌の皮膚または手掌に類似した皮膚（例：足底の皮膚）で再建するのが"replacing like-with-like"の観点から望ましい．また，類似した組織で再建することで，移植床や周囲からの再神経支配が良好に行われるため，整容面のみならず，知覚回復の観点からも優れてい

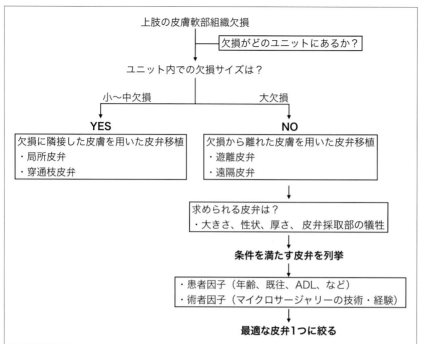

図 2.
皮弁選択のための意思決定木

ることが証明されている.

さらに，手・手指の再建においては，手・手指を皮線や側正中線を境界線としていくつかのユニット（unit）に分割し，皮弁辺縁やドナーの縫合線をユニットの輪郭に合わせた再建をすることで機能・整容の両面で優れたアウトカムを獲得できる．我々はこの概念を手のファンクショナル・エステティック ユニットとして提唱してきた（図1)[1]．ユニットの輪郭に再建部の境界線を合わせることで良好な手指機能が獲得でき，整容的にもきれいになるようにユニットが規定されている．例えば，PIP 関節の掌側では近位指節間皮線に一致するようにサブユニット（subunit）の輪郭が設定されているが，同部背側では PIP 関節屈曲時に関節上の皮膚が十分に伸展することが求められるため，関節を 1 枚の皮弁でまたいで被覆するように円形に設定されている．ユニットは，指ユニット（digital unit）と手ユニット（hand unit）に大別できる．母指以外（示〜小指）の指ユニットはさらに遠位と近位に分けることができる．また手・手指の掌側と背側を分ける側正中線（mid-lateral line）もユニットの輪郭になっている．皮弁再建をする際に，皮弁辺縁や皮弁採取部の縫合線がユニットの輪郭である側正中線に一致するようにす

るときれいであり，瘢痕拘縮も生じにくい．また皮弁辺縁や皮弁採取部の縫合線がやむを得ず掌側の皮線を直交するような場合は，瘢痕拘縮をきたしやすいため，皮線をまたぐ部位に小さい Z-plasty を加えたり，ジグザグ（step-ladder）にするなどの工夫が求められる.

遊離皮弁の適応と皮弁の選択

皮弁選択の意思決定においては，複数の因子を考慮する必要がある．代表的な因子を下記に列挙する.
●欠損（位置，大きさ）
●皮弁（大きさ，性状，厚さ，皮弁採取部の犠牲）
●患者（年齢，既往，ADL，利き手，職業）
●術者（マイクロサージャリーの技量や経験，病院設備）

我々は図 2 に示した「皮弁選択ための意思決定木（decision-making tree)」に基づき，皮弁選択を行っている．皮弁選択の意思決定においては，最初に欠損がどのユニット（指，手，前腕，肘など）に位置するかを確認する．次にユニット内での欠損の大きさ（小，中，大）を判定し，欠損に隣接した皮膚の移動で閉創可能かを判断する．小〜中欠損に対しては，欠損に隣接した皮膚を用いた局所

図 3.
手掌部欠損を前腕からのプロペラ皮弁で再建
した症例

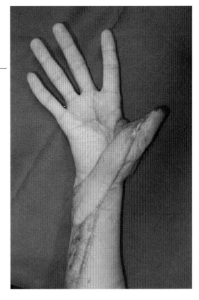

皮弁や穿通枝皮弁で再建すると整容と機能の両面で満足度が高い．これは，欠損に隣接した皮膚は，欠損した皮膚と，色，質感，皮膚の厚さ等が類似しているためである．欠損近傍の皮膚で欠損の被覆が可能な小〜中欠損の場合は，まず局所の皮膚を使った再建を選択することを強調したい．一方で大欠損の再建では，遊離皮弁や遠隔皮弁を選択する．遊離皮弁や遠隔皮弁では，特徴が異なる遠隔部の皮膚で再建することになるため，整容面での満足度は下がる傾向にある．

　本稿の主題が遊離皮弁による再建のため，大欠損を対象に解説を続ける．大欠損と判定したら，求められる皮弁の条件を確認する．皮弁の大きさ，厚さ，性状，皮弁採取部の犠牲をチェック項目とし，条件を満たす皮弁を列挙する．欠損が大きい場合，皮弁と植皮を組み合わせて欠損を被覆するとパッチワーク状に切り貼りしたような傷跡になるため，可能であれば1枚の皮弁で被覆した方がきれいである．欠損が露出部（上肢では肘関節以遠）に広範囲に存在する場合は，皮弁に穿通枝を2本以上含めた conjoined flap として，欠損の大きさに合わせたテーラーメイド皮弁で再建することもある（後述の症例2で解説する）．大きな皮弁を挙上するということは，必然的に皮弁採取部の犠牲が大きくなる．皮弁採取部の被覆には通常はメッシュ植皮を要し，整容満足度は下がる傾向にある．術者は，再建部位を可能な限り美しく仕上げるために，皮弁採取部の犠牲には目をつぶるのか，再建部位と皮弁採取部の両方をきれいに仕上げることが可能なのか，個々の症例に応じて，総合的な判断をする必要がある．Deng C らは，ALT flap の皮弁採取部をきれいに仕上げるための工夫を報告している[2]．穿通枝ごとに2つの皮島を挙上し，2皮島を縦型に連なるように作図することで，皮弁採取部の単純縫縮を容易にしたり，2皮島のうち1皮島を欠損へ，もう1皮島を皮弁採取部の閉創に利用することで，皮弁採取部への植皮を避ける工夫を紹介している．

　次に移植する皮膚の性状に関しては，前述のように，上肢では，手掌とそれ以外（手背，前腕，上腕）で分けて考えるとわかりやすい．手指・手部の掌側のみが皮膚の性状が異なり，このことは手指の機能・整容とも大きく関係している．手掌の欠損再建は，類似した組織である手掌または足底からの遊離皮弁を選択した方が美しい再建が可能である．手掌の欠損を性状の異なる前腕からの穿通枝プロペラ皮弁で再建した症例を提示する（図3）．整容的な満足度は低く，知覚の回復も不良である．

　皮弁の厚さの観点からは，薄い皮弁による美しい輪郭再建が望ましい．皮弁が厚いと，整容的な問題のみならず，特に関節上では可動域制限の原因にもなり得る．上肢の欠損を薄い皮弁で再建するためには，解剖学的な特徴が似ている下肢からの皮弁選択をお勧めする．特に大腿は，血管柄が長く，血行の安定した薄く大きな皮弁を挙上可能である．深筋膜レベルで挙上すれば，薄層化をせずとも，自動的に薄い皮弁が挙上できるのが魅力である．皮弁を薄層化する技術が報告されている[3]〜[5]．技術的にできるに越したことはないが，ビギナーにとって必須の技術ではないと考える．まずは深筋膜レベルで挙上して自動的に薄く挙上できる皮弁を選択することが，安定した治療成績を出すうえで重要である．

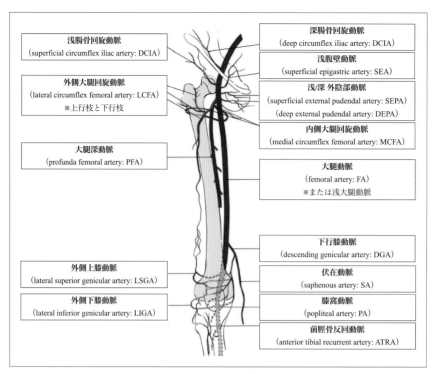

| 浅腸骨回旋動脈 (superficial circumflex iliac artery: DCIA) | 深腸骨回旋動脈 (deep circumflex iliac artery: DCIA) |

図 4. 大腿部の動脈解剖

上肢の整容再建に有用な遊離皮弁

　筆者は，上肢（手指・手部の掌側以外）の皮膚軟部組織欠損の再建において，大腿からの遊離皮弁を第一選択にしている．他施設からは，胸背動脈穿通枝皮弁（thoracodorsal artery perforator flap；TAP flap）[6]や浅腸骨回旋動脈穿通枝（superficial circumflex iliac artery perforator flap；SCIP flap）[7]も，薄い皮弁を挙上可能であり，上肢の皮膚軟部組織再建に有用であると報告されている．

　図 4 に大腿部の動脈解剖，図 5 に大腿部のアンギオゾームを示す[8]．大腿部からは，① 総大腿動脈-浅大腿動脈系，② 大腿深動脈系，③ 下行膝動脈系，④ 上膝動脈系，の 4 つのアンギオゾームから穿通枝皮弁がそれぞれ挙上可能である．下肢と上肢では皮膚の性状が似ており，皮弁を深筋膜レベルで挙上しても比較的薄い皮弁を挙上することが可能である．また血管茎を長く（≧10 cm）確保でき，移植床血管と flow-through anastomosis するために T-portion で血管茎を採取できることも利点である．通常は，長径 30 cm 以上の薄く大き

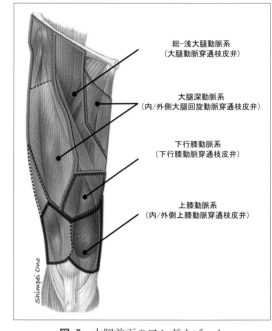

図 5. 大腿前面のアンギオゾーム

な皮弁を挙上できる ALT flap を第 1 選択にすることが多い．ALT flap で大抵の上肢の皮膚軟部組織欠損は整容的に被覆することが可能である．ALT flap の挙上法は過去に多くの解説書があるため，本稿では省略する．特記すべきこととして

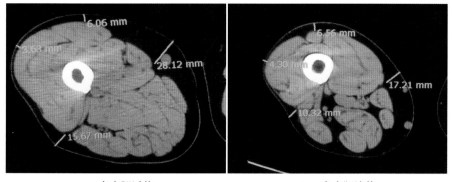

| a．右大腿近位 | b．右大腿遠位 |

図 6．大腿部の皮下脂肪の厚さ
大腿の皮下脂肪は，内側と中枢側が厚く，外側と末梢側が薄くなっている．

図 7．
DGAP flap のデザイン
大腿中間部の前内側から挙上する．同部は男性でも無毛であることが多い．

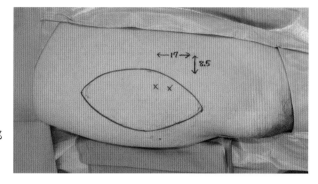

は，皮弁の栄養血管である外側大腿回旋動脈とそこから分岐する下行枝は解剖学的変異が著しく，皮弁挙上のバリエーションに精通するために時間と経験を要する．下行枝の欠損例が約10％に見られ，欠損例では外側広筋の筋枝が下行枝を代行していると言われている[9]．

上肢の皮弁再建を美しく仕上げるためには，薄い皮弁を挙上できるかにかかっていると言っても過言ではない．大腿部から皮弁を挙上する際に，大腿部内でも皮下脂肪の厚さが異なることを把握しておく必要がある．大腿の皮下脂肪は，内側と中枢側が厚く，外側と末梢側が薄くなっている（図 6）．そのため，ALT flap の皮島も極力末梢側に作図した方が薄い皮弁を獲得できる．信頼できる穿通枝が見つからないなど何らかの理由でALT flap が選択できない場合は，大腿前内側から皮弁を挙上するとよい．大腿の末梢側の方が皮下脂肪が薄いことを考慮すると，大腿中間部の前内側から挙上する下行膝動脈穿通枝皮弁（descending genicular artery perforator flap；DGAP flap）

がよい選択肢である．DGAP flap は，皮弁の大きさに制限があるものの，筋体の剝離操作が少なく，男性でも無毛部であることが多く（図 7），質の高い上肢の整容再建が可能である．さらに，大腿の末梢側は皮下脂肪が薄いことを考慮すると，同部の皮膚を皮弁として挙上する内側/外側上膝動脈穿通枝皮弁（medial/lateral superior genicular artery perforator flap；M/LSGAP flap）も，欠損が比較的小さい症例では有用であると考える．

遊離皮弁の移植床血管としては，zone of injury 外の橈骨動脈または尺骨動脈を選択し，flow-through anastomosis（図 8）または端側吻合を選択する．これにより末梢の血行が保たれ，また吻合部血栓のリスクを軽減することが可能である．静脈は 2 本以上吻合する．橈骨動脈や尺骨動脈の伴走静脈は細いことが多いため，少なくとも 1 本は皮静脈に吻合（図 8）した方が安全である．

また手指・手部の掌側の再建では，手関節掌側から挙上する橈骨動脈浅掌枝皮弁（superficial palmar branch of the radial artery flap；SPBRA

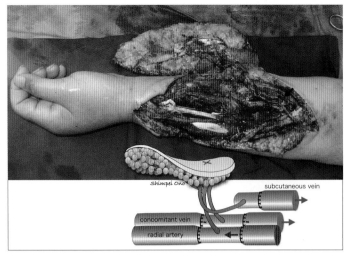

図 8.
皮膚軟部組織欠損を伴った前腕の開放骨折に対して ALT flap を移植した症例
皮弁の動脈と静脈 1 本は橈骨とその伴走静脈に flow-through anastomosis した(黒矢印). 皮弁のもう 1 本の静脈は, 皮静脈と吻合した(黄矢印).

flap)を好んで用いている. 皮弁の皮膚の質感が手指・手部の掌側に類似しており, 整容再建が可能であり知覚の回復もよい. 欠損がある程度大きい場合(複数指の欠損など)は, 遊離内側足底皮弁を選択することもある. 遊離皮弁を指に移植する場合, 移植床の動脈は掌側の指動脈, 静脈は指背静脈を選択することが多い. 指の側正中切開で展開すると掌背側の両方にアプローチしやすいうえに, 側正中線に一致した手術瘢痕はきれいで瘢痕拘縮をきたしにくい.

次に, 上肢の整容再建のために習得しておきたい DGAP flap と SPBRA flap を解説する.

A. 下行膝動脈穿通枝による上肢再建

下行膝動脈(descending genicular artery；DGA)を栄養血管とし, 大腿中間部の前内側に皮島を作図する皮弁である. 従来の解剖書では DGA が膝上 15 cm の地点で浅大腿動脈(superficial femoral artery；SFA)から内下方に分岐し, 分岐後数 cm 末梢において表層に向かう伏在動脈(saphenous artery；SA)を分岐するとする記載が多い. しかし, DGA と SA に関する解剖学的変異に関しては依然曖昧な点が多い.

2013 年 Sananpanich らは, この曖昧な点を解消すべく, 屍体(31 下肢)を使用した穿通枝解剖研究で DGA と SA の解剖学的個体差を詳細に検討している[10].

① SFA から DGA 分岐した後に, DGA から SA が分岐するパターンが 48%, SFA から SA が分岐して, その遠位で SFA から DGA が分岐するパターンが 52% であった(図 9).

② SA は 100% 確認できたが, DGA は 87% であった.

③ SAP は縫工筋を穿通しており, DGAP は内側広筋を穿通していた.

つまり, SA は必ず存在し, その約半分は DGA から分岐し, 残りの約半分は SFA から直接分岐し, 縫工筋を穿通することがわかる. このため, SAP flap と DGAP flap の間で, その栄養血管解剖, 生着範囲に関して長らく混乱が生じていたと考えられる. 彼らの研究によると DGA は 13% で欠損するため, 穿通枝皮弁としての信頼性はやや落ちるが, 鼠径靭帯の中点と膝蓋骨内側上縁を結ぶ線上で, かつ膝蓋骨内側上縁から中枢に 10 cm の辺りで内側広筋を穿通する穿通枝が術前穿通枝検査で確認できた場合, 皮弁の栄養血管として信頼できる DGAP(内側広筋を穿通するため DGAP-vm と呼ばれる)である可能性が高い(図 10). DGAP flap(DGAP-vm を栄養血管とする皮弁と定義する)は, 深筋膜上で挙上しても薄く(0.6~1.2 mm)しなやかであり(図 11), 内側広筋内の表層を走行するため筋体内での剝離操作が比較的容易である(図 12). また, DGA からの分岐部で T-portion に採取でき(図 13), 皮弁は DGA の最中枢部まで剝離すれば血管径は 2 mm 程度ある. さらに, 血管茎は 10~12 cm と長く採取可能である(図 14). 我々の経験では, 皮弁は, 鼠径靭

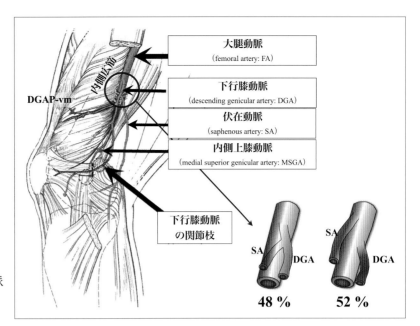

	大腿動脈 （femoral artery: FA）
	下行膝動脈 （descending genicular artery: DGA）
	伏在動脈 （saphenous artery: SA）
	内側上膝動脈 （medial superior genicular artery: MSGA）

DGAP-vm

下行膝動脈の関節枝

SA DGA **48 %**　SA DGA **52 %**

図 9.
下行膝動脈（DGA）と伏在動脈（SA）の解剖学的個体差

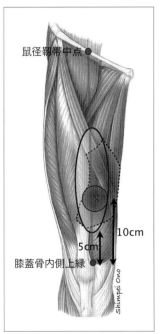

鼠径靱帯中点

10cm

5cm

膝蓋骨内側上縁

Shimpei Ono

◀図 10.
下行膝動脈穿通枝皮弁（DGAP flap）を作図するうえでの解剖学的メルクマール
DGAP flap は，鼠径靱帯の中点と膝蓋骨内側上縁を結ぶ線上で膝蓋骨内側上縁から中枢に 10 cm の辺りの穿通枝を含め，膝外側内側上縁 5 cm より中枢側で 8×15 cm 程度は安全に挙上することが可能である．

図 11. ▶
DGAP flap は深筋膜上で挙上しても薄くしなやかである．

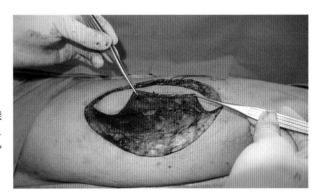

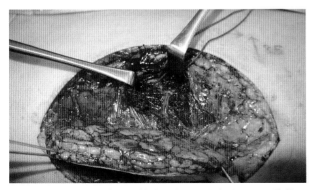

図 12．DGAP は内側広筋内の表層を走行するため筋体内での剝離操作が比較的容易である．

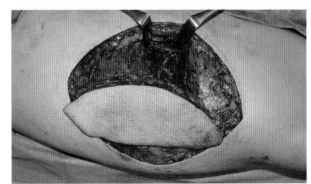

図 13．DGAP flap は DGA からの分岐部で T-portion に採取可能である．

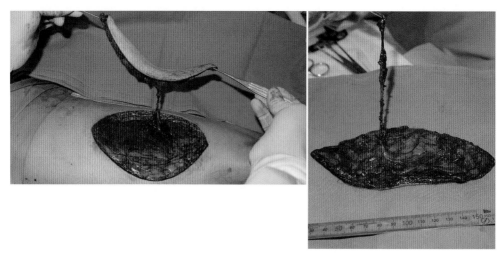

図 14. DGAP flap の血管茎は 10～12 cm と長く採取可能である.

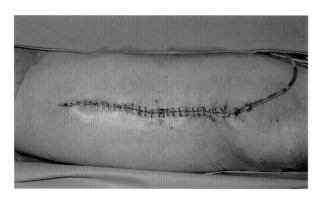

図 15.
皮弁採取部は 8 cm 以内であれば一期的
に単純縫縮可能である.

帯の中点と膝蓋骨内側上縁を結ぶ線上で膝蓋骨内側上縁から中枢に 10 cm の辺りの穿通枝を含め，膝外側内側上縁 5 cm より中枢側で 8×15 cm 程度は安全に挙上することが可能である(図10). 皮弁採取部は皮弁の短軸が 8 cm 以内であれば一期的に単純縫縮可能である(図 15).

症例 1：DGAP flap で再建した右手指切断(図16)

20 歳，男性．仕事中に右手をプレス機に挟まれて右手指切断を受傷した．右中指切断端と右環指基部橈側の皮膚軟部組織欠損に対して，DGAP flap による再建を計画した．右大腿に 18×8 cm の DGAP flap を作図した．内側広筋内表層を走行する血管茎を剥離し，DGA と合流する部分で T-portion に採取した．皮弁の血管茎長は約 10 cm であった．移植床のスナッフボックス部の橈骨動脈と flow-through anastomosis し，静脈は橈骨動脈の伴走静脈，皮静脈の 2 本を端々吻合した．術後6 か月の時点で整容・機能両面で満足のいく結果となっている．

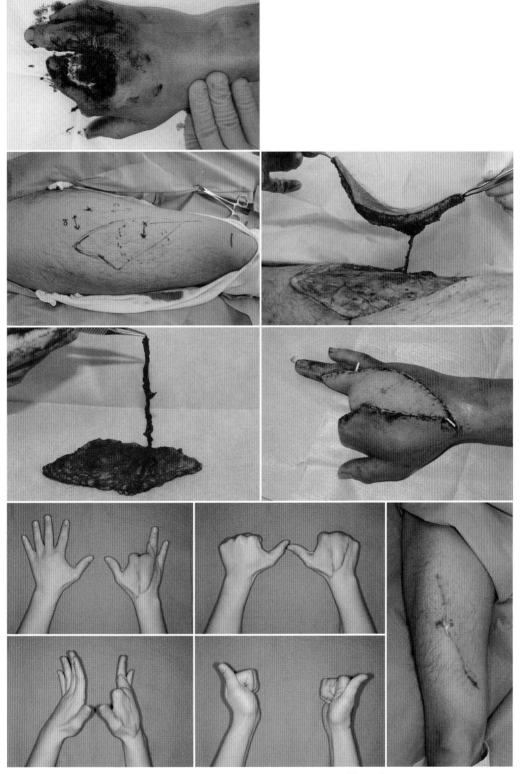

図 16. 症例 1：DGAP flap で再建した右手指切断

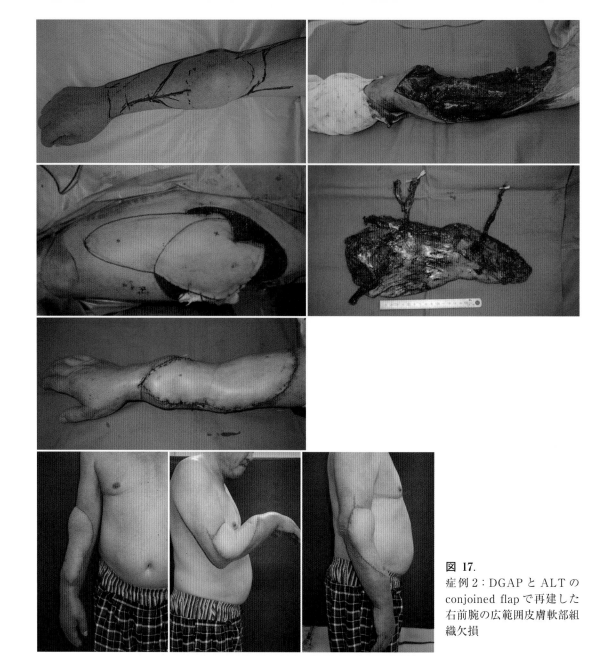

図 17.
症例 2：DGAP と ALT の
conjoined flap で再建した
右前腕の広範囲皮膚軟部組
織欠損

症例 2：DGAP と ALT の conjoined flap で再建した右前腕の広範囲皮膚軟部組織欠損（図 17）

64 歳，男性．右前腕の脂肪肉腫に対して整形外科で軟部悪性腫瘍拡大切除術を施行した．腫瘍は長橈側手根伸筋内から発生しており，腕橈骨筋，前腕伸筋群をすべて切除し，橈骨動脈，橈骨神経，筋皮神経を含めて腫瘍を一塊に切除した．左大腿からの ALT flap で再建予定であったが，欠損範囲が術前計画よりも広範囲だったため，穿通枝を 2 本（外側大腿回旋動脈穿通枝と下行膝動脈穿通枝）を含めて 32×16 cm の conjoined flap を挙上した．切除した橈骨動脈の両断端と 2 本の栄養血管をそれぞれ端々吻合した．皮弁の血行は安定しており，薄い皮弁による整容的な輪郭再建が可能となった．

B．橈骨動脈浅掌枝皮弁(SPBRA flap)による手指・手部の再建

SPBRA は橈骨動脈から分岐する浅掌枝に栄養され，手関節掌側から採取する皮弁である(図18)．SPBRA は茎状突起から1〜2 cm(平均13.2 mm)[11]の位置で橈骨動脈から分岐し，末梢に向かって，舟状骨結節の上を走行し，短母指外転筋内の表層を走行し，浅掌動脈弓(superficial palmar arch；SPA)を形成する場合と盲端で終わる場合がある．SPBRA とSPBRA から皮膚に向かう穿通枝は常に存在し，穿通枝は舟状骨結節を中心にした直径16.4 mm の円の中に存在する[10]．皮弁の静脈系は，SPBRA-RA に伴走する静脈と皮静脈の2種類があり，より発達している方を選択する．動脈を吻合したあとの静脈還流をみて判断してもよい．皮島は50×20 mm 程度は安全に挙上することができる．皮弁採取部は各皮線に合わせるように一期的に単純縫縮する．SPBRA flap は，皮膚の色，質感，厚さの観点から指の特に掌側再建に有用であり，皮弁採取部の縫合線が皮線に一致するため目立ちにくく，主要血管を犠牲にしない等の利点がある．手指・手部の掌側欠損の整容・機能再建に有用な皮弁であり，上肢の皮弁再建の質を向上するためにも，是非，習熟おきたい皮弁である．

症例3：SPBRA flap で再建した手指の皮膚軟部組織欠損(図19)

31歳，男性．仕事中に右手指をプレス機に挟まれて右示指の皮膚軟部組織欠損を伴う末節骨開放骨折を受傷した．右手関節掌側から55×28 mm の free SPBRA flap による再建を計画した．皮弁の橈側から挙上し，橈骨動脈から分岐して末梢に向かう SPBRA を確認した．皮弁を遊離皮弁として挙上し，移植床の指動脈，指背静脈とそれぞれ端々吻合した．皮弁採取部は皮線に合わせて一期的に単純縫縮した．術後10か月の時点で，整容的にも機能的にも満足のいく結果を得ている．

まとめ

上肢の再建において，機能と整容の両面で良好な治療アウトカムの獲得が求められる．機能と整容に優先順位はなく，同等により高い点数を目指

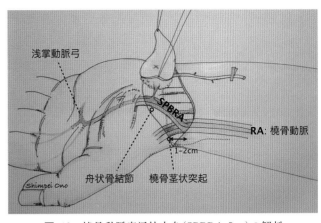

図 18．橈骨動脈穿通枝皮弁(SPBRA flap)の解剖

す必要があると考える．

上肢の遊離皮弁再建を美しく仕上げるためには，① 薄い(薄くできる)皮弁を選択すること，② 欠損に類似した組織で再建すること，③ 皮弁採取部を一期的に閉創すること，の3条件を満たすことが重要である．欠損の大きさが大きくなればなるほど，3条件を満たすのは困難であり，3条件のうち2条件を満たすような再建法を選択するとまずまずの整容再建が可能である．また，上肢のなかでも手・手指は特殊であり，手のファンクショナル・エステティック ユニットを考慮した再建を計画するとよい．

参考文献

1) Ono, S., et al.：Microsurgical flaps in repair and reconstruction of the hand. Hand Clin. **33**：425-441, 2017.
2) Deng, C., et al.：Various surgical techniques to create an aesthetic appearance at the donor site of anterolateral thigh free flaps based on the oblique branch：Twenty-one clinical case reports. Medicine. **97**：e9885, 2018.
3) Kimura, N., et al.：Microdissected thin perforator flaps：46 cases. Plast Reconstr Surg. **112**：1875-1885, 2003.
4) Narushima, S., et al.：Pure skin perforator flaps the anatomical vascularity of the superthin flap. Plast Reconstr Surg. **142**：351e-360e, 2018.
5) Fan, S., et al.：The use of a honeycomb technique combined with ultrasonic aspirators and indocyanine green fluorescence angiography for a superthin anterolateral thigh flap：a pilot study.

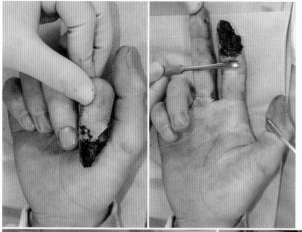

図 19.
症例3：SPBRA flap で再建した手指の皮膚軟部組織欠損

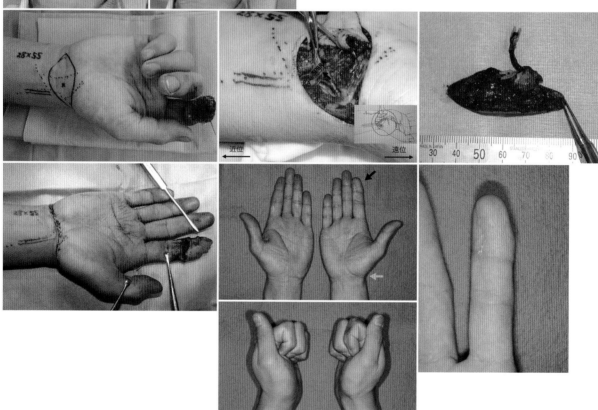

Plast Reconstr Surg. **141**：902e-910e, 2018.

6）Koshima, I., et al.：New thoracodorsal artery perforator（TAPcp）flap with capillary perforators for reconstruction of upper limb. J Plast Reconstr Aesthet Surg. **63**：140-145, 2010.

7）Koshima, I., et al.：Superficial circumflex iliac artery perforator flap for reconstruction of limb defects. Plast Reconstr Surg. **113**：233-240, 2004.

8）小野真平ほか：【有茎穿通枝皮弁による四肢の再建】大腿前面の有茎穿通枝皮弁（Pedicled perforator flaps on anterior thigh）．PEPARS. **95**：83-95, 2014.

9）青　雅一ほか：前外側大腿皮弁（前内側大腿皮弁）のための臨床血管解剖．形成外科．**48**：1083-1092, 2005.

10）Sananpanich, K., et al.：Anatomical variations of the saphenous and descending genicular artery perforators：cadaveric study and clinical implications for vascular flaps. Plast Reconstr Surg. **131**：363e-372e, 2013.

11）Linh, T., et al.：Multidetector-row computed tomography analysis of the superficial palmar branch of radial artery perforator flaps：a retrospective anatomical study. Plast Reconstr Surg（in press）.

PEPARS No.182：55-62, 2022

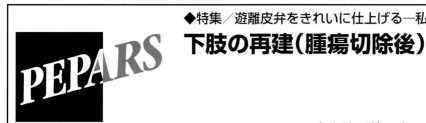

◆特集／遊離皮弁をきれいに仕上げる—私の工夫—

下肢の再建（腫瘍切除後）

宮本慎平[*1]　有川真生[*2]　岡崎　睦[*1]

Key Words：下肢再建（lower extremity reconstruction），肉腫（sarcoma），患肢温存（limb salvage），早期離床（early mobilization），flow-through 吻合（flow-through anastomosis）

Abstract　　遊離皮弁移植による下肢の再建は，他部位の再建よりも吻合部血栓や皮弁壊死のリスクが高いことが知られ，良好な結果を得るには綿密な手術計画が欠かせない．皮弁としては広背筋・胸背動脈穿通枝皮弁や前外側大腿皮弁が選択され，flow-through 皮弁として移植されることが多いが，皮弁のデザインは欠損の大きさや性状を考慮して慎重に決める必要がある．合併症については静脈血栓の予防が特に重要であり，単なる端々吻合ではなく，flow-through 吻合や端側吻合などを駆使して複数本の吻合を行うことにより，開存率の向上を図る．特に高齢者では術後早期から離床・リハビリテーションを行うべきであり，それに耐え得る再建術式を選択することが重要である．

はじめに

　下肢への遊離皮弁移植は，他部位への移植に比べ，吻合部血栓形成や皮弁全壊死のリスクが高いことが知られている．外傷例や難治性潰瘍例に比べ，腫瘍例は下肢であってもそれほどリスクが高くないとする言説も見受けられるが，同じ腫瘍例でも頭頸部や乳房，上肢に比べると下肢の移植成績は明らかに不良である．成績不良の要因として様々なことが挙げられているが，動脈に変性をきたしやすいことや静脈還流の問題に加え，特に下腿や足部では皮膚・軟部組織に余裕がないことも原因として考えられる．一方，露出部である下腿や足部に容量の大きすぎる皮弁を移植した場合には，整容的に不良な結果となるだけでなく，歩行や靴の着用など機能面で大きな支障をきたす場合もある．そのため，下肢への遊離皮弁移植で良好な結果を得るには，あらゆる面で綿密な再建計画が欠かせない．

　本稿では，下肢軟部腫瘍切除後の遊離皮弁による再建について，各ステップでの具体的なポイントや合併症予防の方策を詳述する．

欠損の評価

　欠損範囲については，切除担当医に術前から確認し，皮膚切開予定線を実際にマーキングしてもらった状態で術前評価を行う．他に合併切除される血管，神経，腱などについても情報を共有しておく．

　欠損の形状をビニールシートや濾紙をテンプレートとして象り，皮弁デザインの参考にする．切除前に象りを行ったり，皮膚切開線の長径・短径を計測するのは1つの目安としてはよいが，周囲皮膚の緊張度・伸展性により切除後の欠損形状は必ずしもそれらの相似形になるとは限らない点は意識しておく．縫縮できる部分は縫縮した上で象りを行う．欠損の近位側は，血管吻合の上流と

[*1] Shimpei MIYAMOTO，〒113-8655　東京都文京区本郷 7-3-1　東京大学医学部形成外科，講師

[*2] Masaki ARIKAWA，〒104-0045　東京都中央区築地 5-1-1　国立がん研究センター中央病院，医長

[*3] Mutsumi OKAZAKI，東京大学医学部形成外科，教授

なるため，なるべく縫縮しない方がよい．また，膝関節や足関節に近い欠損では，肢位によって欠損の形状・面積が大きく変化するため，過小評価しやすい．テンプレートは1つの参考として，長さ・幅とも余裕を持たせたデザインにする必要がある．

皮弁の選択・採取

遊離皮弁の採取部位としては，大腿(前外側大腿皮弁(ALT)，背部(広背筋皮弁(LDMC)，胸背動脈穿通枝皮弁(TAP)，下腹部(腹直筋皮弁(RAMC)，深下腹壁動脈穿通枝皮弁(DIEP)など)が主な候補となる．若年女性や小児では採取部の整容性を考慮し，鼠径部も候補となり得る．術前に必ず各部位を診察し，皮下脂肪の厚さや皮膚の採取可能幅，過去の手術瘢痕の有無などを見極め，採取部位を決定する．高齢者では，手術時間の短縮のため，体位変換が必要なく2チームアプローチで同時採取が可能な皮弁を優先的に選択する．整容的にはcolor matchやtexture matchも大切な要素であるが，皮弁を非露出部から露出部に移植することで色調・質感とも変わることがあるため，事前にそれらを予測することは難しい．

LDMC/TAPは仰臥位，側臥位，腹臥位のいずれでも採取可能である．ただし，採取できる皮島の大きさは，一般的に側臥位＞腹臥位＞仰臥位の順で小さくなる．腹臥位の際は採取側上肢の固定を高めにして腋窩部を浮かせる形にしないと，血管柄根部の剥離が行いづらくなる．ALT，RAMC/DIEPは仰臥位での採取が基本であるが，側臥位でも採取は可能である．

皮島のデザインは，欠損のテンプレートを参考に行うが，欠損周囲と採取部の皮膚伸展性も考慮して最終決定する．特に血管吻合部・血管柄の直上となる部分(通常は皮弁近位側)については，余裕をもって被覆できるよう大きめにデザインする．植皮の併用が必要な場合は，移植部・採取部のどちらに植皮を行うのか，明確に方針を決めた上でデザインを行う(中途半端なデザインを行うと，両者に植皮が必要になる)．ALT，LDMC/TAPの採取にあたっては，動静脈とも flow-through吻合を行えるよう，血管柄の太めの分枝も長く剥離し採取しておくとよい．

移植床血管の選択，血管吻合

移植床血管を剥離・剖出後，皮弁を欠損にあてがって配置を決定する．その後，皮弁を欠損周囲の数か所で仮固定して，血管吻合に移る．

移植床血管の選択は移植の成否に直結する因子であり，最も信頼できる血管を選択する必要がある．広範切除後の欠損では，近傍に十分な口径を有する解剖学的有名血管が得られることがほとんどであるので，それらを優先的に使用する．それらが欠損底部や断端に露出していない場合でも，剥離や補助切開を少し加えるだけで剖出できることが多いので，術前の画像所見を見て欠損との位置関係を確認しておく．

動脈に関しては，下腿では3分枝のいずれか，足部では足背か，後脛骨動脈およびその分枝が選択されることが多い．温存されている主幹動脈を移植床血管として利用することを忌避するむきもあるが，間置型のflow-through吻合を行えば末梢血行を温存できるので，躊躇する必要はない(図1)[1]．主幹動脈が合併切除されている場合にはflow-through吻合でのバイパスを考慮する(図2)[2][3]．ただし，動脈欠損の距離が長い場合は皮弁を縫い付ける際の自由度が制限されてしまうこともあるため，血管柄の長さに余裕がない場合はバイパスを諦め端々吻合を選択する．大腿前面では，外側大腿回旋動脈下行枝，大腿後面では大腿深動脈貫通枝，坐骨神経伴行動脈(半数程度の症例に存在する)[4]，膝周囲では，内側で下行膝動脈や浅大腿動脈の内側広筋枝，裏面では内側・外側腓腹動脈(腓腹筋の栄養血管)がよい選択肢となる．膝前面と外側では適当な移植床動脈は得られにくい(これらの部に限局した欠損であれば，有茎腓腹筋弁＋植皮での再建が第一選択になる)．大腿・膝レベルの主幹動脈でない動脈に吻合を行う場合も，術後の皮弁血行を安定させるため，可能であればflow-through吻合を行う．我々の行った臨床研究では，動脈をflow-through吻合としてdistal runoffを確保することにより，端々吻合時

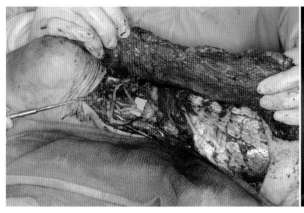

a．血管吻合終了後の状態（右が頭側）

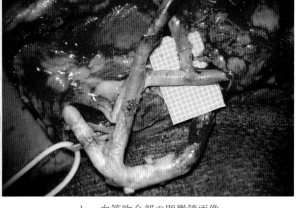

b．血管吻合部の顕微鏡画像

図 1．間置型 flow-through 吻合
遊離広背筋皮弁により左下腿後面の欠損を再建した症例．後脛骨動脈を切断し，皮弁の肩甲下～肩
甲回旋動脈を間置して flow-through 吻合を行った．静脈は伴行静脈へ端側吻合が行われている．

よりも吻合部を通過する血流量が有意に増加することが示されている[5]．いずれにしても，拍動・拍出が良好な動脈を選択しておけば，術後の動脈血栓は稀である．

　一方，静脈の選択は特に下腿・足部で悩ましいことが多い．実際に，この部の再建では静脈血栓の方が動脈血栓よりも圧倒的に頻度が高い[6]．一般的には，移植床動脈の伴行静脈（深部静脈）への端々吻合が行わることが多い[7]．しかし，下腿3分枝の伴行静脈は腓骨静脈を除いてそれほど太くないことが多い．特に，前脛骨動脈の伴行静脈は2～3本に分岐して1本1本は細いことが多く，皮弁静脈との口径差が問題となる．また，伴行静脈間にH型の交通枝が多数存在して"あみだくじ"のようになっており，吻合には適さない場合が少なくない．大伏在や小伏在などの有名皮静脈は口径が十分太く，長く剥離し翻転することによって欠損から遠い場合でも使用できるなどの利点はあるが，閉創による緊張や術後の腫脹の影響を受けやすく，また体位や肢位により圧迫されるリスクは高い．皮静脈よりも深部静脈の方が合併症が少ない，とする報告もあるが，実際には深部静脈へ吻合して血栓形成をきたし，皮静脈への再吻合で救済された例やその逆の例も多々あり，両者の優劣は明確ではない[7]．

　従来型の静脈端々吻合を1本だけ行いその精度を上げるだけでは，開存率の向上に限界があるた

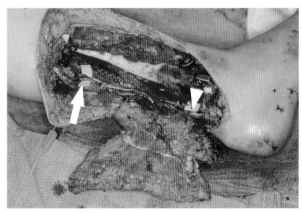

図 2．バイパス型 flow-through 吻合
遊離前外側大腿皮弁により右下腿後面遠位の欠損を再建した症例
後脛骨動脈が合併切除されたため，皮弁の外側大腿回旋動脈下行枝でバイパスし再建した（矢印：近位吻合部，矢頭：遠位吻合部）．脛骨神経も健側からの腓腹神経移植により再建されている．左が頭側

め，複数本の静脈に対し flow-through 吻合や端側吻合を組み合わせることで開存率の向上を目指す[8]~[10]．静脈に対し flow-through 吻合を行った報告は現状では多くないが，移植床静脈の血流を温存することにより，末梢からの筋ポンプや足底フットポンプの作用を温存できるため，吻合部周辺での静脈鬱滞や患肢下垂・荷重歩行時の皮弁鬱血を回避できる可能性がある（図3）[9]．また，端側吻合については，大腿静脈や膝窩静脈のような太い静脈に対する吻合では勿論第一選択であるが，

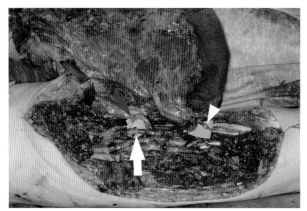

図 3. 静脈の flow-through 吻合
遊離広背筋皮弁により左下腿後面の欠損を再建した
症例．後脛骨動脈の伴行静脈静脈に自動血管縫合器
を用いて flow-through 吻合を行っている（矢印：近
位吻合部，矢頭：遠位吻合部）．皮弁静脈の遠位端は
前鋸筋枝である．動脈は後脛骨動脈に間置型 flow-
through 吻合が行われている（黒矢印）．左が頭側

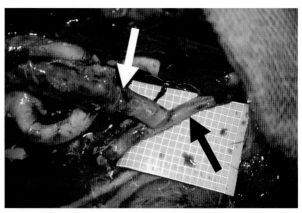

図 4. 太→細の静脈端側吻合（large-to-small end-to-
side anastomosis）を行った吻合部の顕微鏡画像
広背筋皮弁の胸背静脈（白矢印）を前脛骨動脈の伴行静
脈（黒矢印）に端側吻合したところ．2 倍程度の口径差
があることがわかる．本症例では当初，もう 1 本の伴
行静脈に端々吻合を行っていたが，血流再開直後より
吻合部での静脈鬱滞が遷延したため，切断して端側吻
合に変更した．術後経過も問題なかった．右が頭側

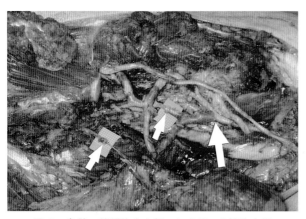

図 5. 多数の静脈吻合を行った症例の血管吻合部
遊離広背筋皮弁移植による左膝窩～下腿近位の再建を
行った症例．近位では皮弁の肩甲下静脈を膝窩静脈に
端側吻合し（大矢印），遠位では肩甲回旋静脈と前鋸筋
枝をそれぞれ深部静脈に自動縫合器を用いて吻合し（小
矢印），変則的な flow-through 吻合とした．動脈は前脛
骨動脈に間置型の flow-through 吻合を行い，深腓骨神
経も胸背神経の移植により再建されている．右が頭側

移植床静脈が皮弁静脈に比べ細い場合でも，太→
細の端側吻合（large-to-small end-to-side anas-
tomosis）は大変有用である（図4）[11)12)]．これらと動
脈の flow-through 吻合を組み合わせることで，皮
弁の血管系が"閉鎖回路"（動静脈とも端々吻合 1
か所ずつのみで"入口"，"出口"が 1 つしかない状
態）にならないような吻合を行うようにしている
（図5）．最終的に静脈吻合箇所が 3～4 か所に及ぶ

ことも多いため，端側吻合以外は原則として自動
縫合器（GEM™微小血管縫合器，Synovis® 社，米
国）を用いて，手術時間の延長を抑制する．

皮弁縫い付け，閉創

　血流再開後，洗浄・止血を行い，吸引ドレーン
を数本挿入し閉創に移る．筋皮弁による再建の場
合，筋弁を周囲の筋肉に固定することにより死腔
の充填を行うが，固定しすぎると，術後の体動時
に筋肉の収縮により血管柄が強く牽引され，吻合
部が断裂することもあるため，あまり強固には固
定しない方がよい．皮島の縫い付けは，まず key
suture を数か所おいて，欠損全体が無理なく被覆
できることを確認して，その間を縫合していく．
皮下縫合は 3-0 モノフィラメント吸収糸で行うこ
とがほとんどである．吻合部や移植床血管の近位
はできるだけ余裕をもって皮島を配置し，閉創の
圧がかからないようにする．特に，足部や足関節
周囲のように血管が浅い位置にある部位の再建で
は，血管吻合のための補助切開も縫縮せず皮島を
入れて被覆した方がよい．筋弁上への植皮は古く
から行われている簡便な方法ではあるが，下肢遠
位で行った場合，創面からの漿液性滲出が持続
し，上皮化までに時間を要することが多い．また，

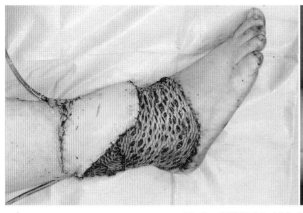
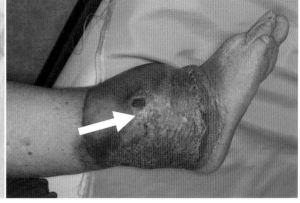

a｜b

図 6. 広背筋上に植皮を行った症例の術後経過
　　a：手術終了時の状態．術後，皮弁・植皮ともに問題なく生着した．
　　b：術後 2 年の状態．皮島と植皮部の一部から漿液性の滲出が続いており（矢印），皮弁
　　　　全体が浮腫様で整容的にも不良である．

図 7.
　下腿再建手術翌日に離床・歩行を行っているところ
　右下腿粘液線維肉腫切除後，遊離広背筋皮弁（一部植皮併用）
　による再建を行った 82 歳女性．手術翌日から歩行器を用い，
　患肢の荷重歩行を行った．皮弁は問題なく生着した．

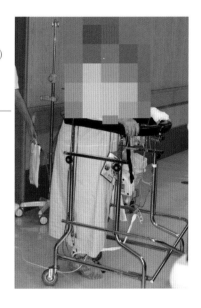

筋体の容量についても顕著に萎縮する例とほとんど萎縮しない例があり，予測ができない（図 6）．閉創完了前に，患肢を最も自然な肢位に置き（術後，その肢位を長時間とることになるため），その状態で血管柄や移植床血管が圧迫されないか，皮弁の色調が変化しないかを確認しておく．

術後管理

　血管吻合部が足関節以遠となる症例では特に静脈血栓のリスクが高いため，ヘパリンの持続点滴静注を行う．それより近位の再建例でヘパリンを投与すべきかどうかは議論の多いところであるが，術後出血・血腫形成のリスクと天秤にかけて適応を決めている．膝関節より近位での吻合例では原則必要ないと考えている．ヘパリンの投与量をどれくらいでコントロールするかについては，ACT や APTT の基準に明確な evidence がなく大変難しい問題である．筆者らは上記指標が正常上限程度となるコントロールでよいのではないかと考えている．それでも，筋体切除が多い症例や骨切除がある症例の場合は術後出血・血腫形成に細心の注意が必要である．プロスタグランジン製剤は吻合部血栓の予防には寄与しないので，投与しない．

　術後の体位は，なるべく患者にとって負担にならない自然な肢位を取らせることを心掛ける．短時間であれば極端な肢位を取らせることも可能であるが，それが患者にとって負担であれば長時間維持できないことが多く，結局，自然な肢位へと近づいていってしまう．手術時から術後の体位まで配慮した再建が行えると理想であるが，背面側の再建では難しいこともある．患肢挙上は枕もしくはクッション 1 つ程度に乗せるだけで十分である．

　成人例では，原則として術翌日から離床を行っている．特に高齢者の場合，vital sign と創部所見が問題なければ，必ず早期離床させる（図 7）．足関節より近位の再建では，歩行器を使用して患肢下垂・荷重歩行をさせる．最初は 3～5 分の歩行を

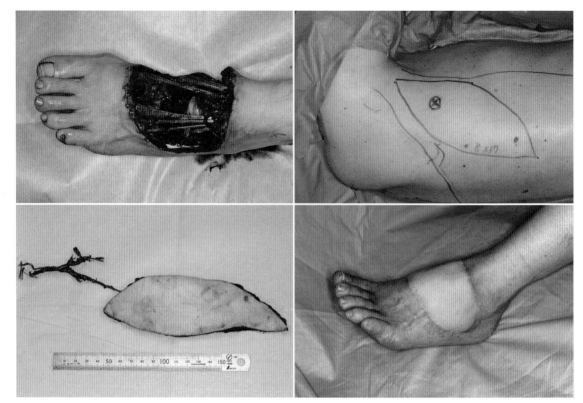

図 8. 症例 1

a	b
c	d

a：腫瘍切除後の欠損
b：右胸背動脈穿通枝皮弁のデザイン．側臥位で採取した．
c：採取した皮弁．Flow-through 吻合に備えて前鋸筋枝の動静脈を長く含めて採取している．
d：術後 1 年 6 か月の状態

1 日 2 回程度，付き添い下で行い，徐々に時間・距離をのばし回数も増やしていく．歩行終了後は，床上に戻り患肢を軽く挙上させておく．過去の報告では，患肢下垂による皮弁血行への影響として，皮弁内静脈圧の上昇と静脈血の滞留が指摘されており，これらにより皮弁の組織酸素飽和度（StO$_2$）が低下するとされている[13)14)]．これらの報告では，血管吻合法に関する検討は行われていないが，我々は，動静脈とも flow-through 吻合を行った場合，荷重歩行によるポンプ作用で皮弁の静脈還流が促され，下垂に伴う血流悪化のリスクを回避できるのではないかと考えている[9)]．足部の再建では，荷重歩行は難しく転倒のリスクもあるので，toe touch で短時間立位を取る程度とし，他は患肢挙上車椅子で移動してもらう．小児例では早期離床のメリットは少ないので，積極的な離床は行わない．

術後，皮弁色調が不良となり吻合部血栓が疑われる場合は，ベッドサイドもしくは病棟処置室で局所麻酔下に開創を行い，吻合部の状態を直接確認する．開創するかどうか悩む場合には，超音波カラードップラーで吻合部や皮弁内の血流信号を確認するのも診断の一助となる．開創して静脈血栓が確認された場合は，即座に静脈を切断し皮弁を瀉血する．その後，間歇的に瀉血を行いながら，再手術の入室に備える．静脈血栓をきたした場合でも，動脈を flow-through 吻合にしておけば，動脈吻合部の血流を遮断することなく静脈の再吻合に臨めるので皮弁の救済率は高い．

症　例

症例 1：64 歳，女性．左足背部腱鞘巨細胞腫（図 8）
腫瘍は伸筋腱を温存して切除され，14×6 cm 大の皮膚欠損を生じ，足背動脈は合併切除された．胸背動脈穿通枝皮弁の移植により再建し，足背動脈は flow-through 吻合で再建した．静脈も flow-

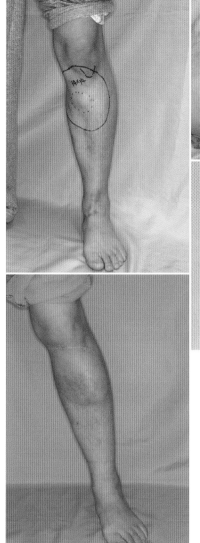
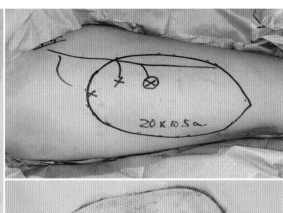
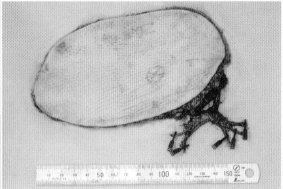

図 9.
症例 2
　a：術前の状態と皮膚切開予定線
　b：右前外側大腿皮弁のデザイン．採取部は一部に植皮を併用して閉鎖した．
　c：採取した皮弁．穿通枝は 2 本含めて採取した．Flow-through吻合に備えて外側大腿回旋動静脈の下行枝の遠位端を長く含めて採取している．
　d：術後 1 年の状態

a	b
	c
d	

through 吻合とした．皮弁は問題なく生着し，創部も合併症なく治癒した．術後 1 年 6 か月の状態で足背のcontourは良好で，靴の着用も問題ない．

　症例 2：45 歳，女性．左下腿紡錘細胞肉腫(図 9)

　腫瘍は広範切除され，脛骨近位前面に 14×14 cm の皮膚欠損を生じた．対側からの遊離前外側大腿皮弁で再建を行った．血管吻合は後脛骨動静脈にflow-through吻合を行った．皮弁採取部は一部に網状植皮を行い閉鎖した．皮弁は問題なく生着し，創部も合併症なく治癒した．術後 1 年の状態で整容性も比較的良好である．

まとめ

　下肢軟部腫瘍切除後の遊離皮弁再建では，まずは確実な皮弁の生着・創の閉鎖を得ることが何より大事である．血管吻合部への圧迫を回避する皮弁デザインや flow-through 吻合などの積極的な利用により，確実な創閉鎖を担保した上で，機能面・整容面にも配慮したバランスのとれた再建を行っていくことがより良い結果に結びつくと考えている．

参考文献

1) Yokota, K., et al.：Short interposed pedicle of flow-through anterolateral thigh flap for reliable reconstruction of damaged upper extremity. J Reconstr Microsurg. **27**：109-114, 2011.

2) Miyamoto, S., et al.：Free flow-through anterolateral thigh flap for complex knee defect including the popliteal artery. Microsurgery. **35**：485-488, 2015.

3) Miyamoto, S., et al.：Clinical analysis of 33 flow-through latissimus dorsi flaps. J Plast Reconstr Aesthet Surg. **68**：1425-1431, 2015.

4) Miyamoto, S., et al.：Accompanying artery of sciatic nerve as recipient vessel for free-flap transfer：a computed tomographic angiography study and case reports. Microsurgery. **35**：284-289, 2015.

5) Kagaya, Y., et al.：A quantitative evaluation of the flow-increasing effect of flow-through arterial anastomosis in the vascular pedicle of free flaps：a prospective clinical before-and-after study. Plast Reconstr Surg. **148**：871-881, 2021.

6) Muramatsu, K., et al.：Vascular complication in free tissue transfer to the leg. Microsurgery. **21**：362-365, 2001.

7) Lorenzo, A. R., et al.：Selection of the recipient vein in microvascular flap reconstruction of the lower extremity：analysis of 362 free-tissue transfers. J Plast Reconstr Aesthet Surg. **64**：649-655, 2011.

8) Fujiki, M., et al.：Flow-through anastomosis for both the artery and vein in leg free flap transfer. Microsurgery. **35**：536-540, 2015.

9) Miyamoto, S., et al.：Early mobilization after free-flap transfer to the lower extremities：preferential use of flow-through anastomosis. Plast Reconstr Surg Glob Open. **2**：e127, 2014.

10) Miyamoto, S., et al.：Comparative study of different combinations of microvascular anastomosis types in a rat vasospasm model：versatility of end-to-side venous anastomosis in free tissue transfer for extremity reconstruction. J Trauma. **66**：831-834, 2009.

11) Miyamoto, S., et al.：Comparative study of different combinations of microvascular anastomoses in a rat model：end-to-end, end-to-side, and flow-through anastomosis. Plast Reconstr Surg. **122**：449-455, 2008.

12) Miyamoto, S., et al.：Large-to-small end-to-side venous anastomosis in free flap transfer. J Surg Res. **245**：377-382, 2020.

13) Ridgway, E. B., et al.：New insight into an old paradigm：wrapping and dangling with lower-extremity free flaps. J Reconstr Microsurg. **26**：559-566, 2010.

14) Kolbenschlag, J., et al.：Changes of oxygenation and hemoglobin-concentration in lower extremity free flaps during dangling. J Reconstr Microsurg. **30**：319-328, 2014.

PEPARS No.182：63-70, 2022

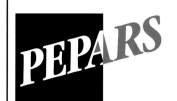

◆特集／遊離皮弁をきれいに仕上げる─私の工夫─

小児悪性腫瘍切除後の再建

赤澤　聡[*1]　有川真生[*2]　景山大輔[*3]

Key Words：頭頸部再建(head and neck reconstruction)，遊離組織移植(free flap transfer)，小児遊離皮弁移植(pediatric free flap transfer)

Abstract　　マイクロサージャリー技術や周術期管理の進歩により小児における遊離皮弁移植術も安全に行うことができるようになってきている．小児領域では，血管が細いことや血管茎が短いなどの問題点はあるが，全身合併症を有していることは少なく血管性状は良好なことが多い．また，成長途上の症例においては，成長を考慮した再建や将来の修正術を想定する必要がある．

　患児や家族にも疾患や治療について十分に理解してもらい，周術期および将来の不安を軽減するためには，外科医に加えて小児科医，精神科医，臨床心理士，チャイルド・ライフ・スペシャリストなど多職種チーム医療によるアプローチが必要である．

はじめに

　小児に対する遊離皮弁移植は，1970年代に波利井らにより最初に報告されている[1]．その後，マイクロサージャリー技術や小児麻酔を含めた周術期管理の進歩により小児領域における遊離皮弁移植術も安全に行われるようになってきている[2]~[8]．しかし，成人領域の症例と比較して，症例数は少ないのが現状である．小児と一括りにしても年齢により条件は大きく異なる．本稿では，小児領域として20歳未満の症例における遊離皮弁移植術の特徴と注意点や代表症例を提示する．

小児遊離皮弁移植術の適応疾患

　成人において遊離皮弁移植が必要とされる状況は，悪性腫瘍切除後の再建が最も多い．一方，小児において遊離皮弁移植術が必要とされる原因疾患は，外傷後が最も多いと報告されているが[2]，その他にも顔面神経麻痺に対する遊離筋弁移植[3]や悪性腫瘍切除後の再建も行われている．当院は，がん専門病院であり悪性腫瘍切除後の再建が中心であるため，小児悪性腫瘍について述べる．

小児腫瘍割合と再建部位

　小児の死亡原因をみると0~9歳までは，先天異常や不慮の事故が上位を占めるが，5~19歳では，悪性新生物が上位となってくる(表1)．2009年~2011年における本邦の小児悪性腫瘍の分布を図1に示す[9]．0~14歳では白血病，リンパ腫などの血液疾患の割合が多いが，15~19歳では，悪性骨腫瘍，悪性軟部腫瘍が占める割合が増加している．

[*1] Satoshi AKAZAWA，〒104-0045　東京都中央区築地5-1-1　国立がん研究センター中央病院形成外科，科長
[*2] Masaki ARIKAWA，同，医長
[*3] Daisuke KAGEYAMA，同，医員

表 1. 年齢階級・死因順位別にみた死亡率（人口10万対）　平成21年

年齢階級	第1位		第2位		第3位		第4位		第5位	
	死　因	死亡率	死　因	死亡率	死　因	死亡率	死　因	死亡率	死　因	死亡率
0歳	先天奇形等	83.8	呼吸障害等	33.7	乳幼児突然死症候群	13.6	不慮の事故	11.6	出血性障害等	9.3
1〜4歳	先天奇形等	3.8	不慮の事故	3.5	悪性新生物	2.0	心疾患	1.5	肺炎	1.0
5〜9歳	不慮の事故	2.4	悪性新生物	2.0	心疾患	0.7	先天奇形等	0.5	その他の新生物	0.5
10〜14歳	悪性新生物	1.6	不慮の事故	1.6	自殺	0.9	その他の新生物	0.6	心疾患	0.5
15〜19歳	不慮の事故自殺	7.6	—	—	悪性新生物	3.3	心疾患	1.2	脳血管疾患	0.6

（資料：厚生労働省「人口動態統計」）

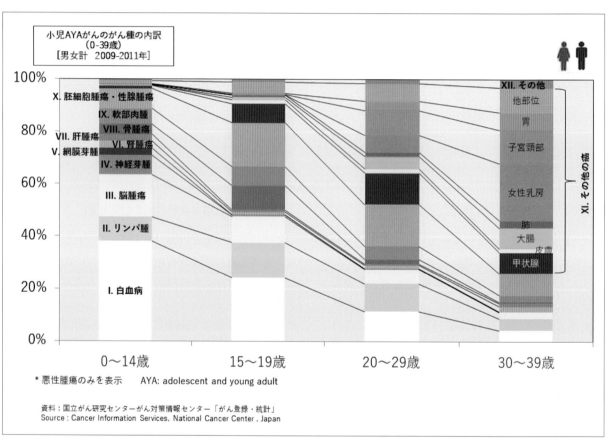

図 1. 小児 AYA がんのがん種の内訳(0〜39 歳)男女計(2009〜2011)

（がん情報サービスホームページより引用）

小児の骨を原発とする肉腫は，骨肉腫，ユーイング肉腫がある．また，軟部組織を原発とする肉腫は，横紋筋肉腫や非横紋筋軟部肉腫（NRSTS；non-rhabdomyosarcoma soft tissue sarcoma）がある．2020 年の日本小児血液・がん学会疾患登録（20 歳未満に発症する血液疾患と小児がんに関する疫学研究）によると，年間ユーイング肉腫が 42 例，横紋筋肉腫が 52 例，骨肉腫が 40 例，その他の軟部腫瘍が 76 例と報告されている．骨肉腫，ユーイング肉腫ともに四肢の発生が多い．一方，頻度は全体の 5〜15% 程度で極めて稀ではあるが，これらの肉腫は頭頸部領域においても生じる．米国の報告[10]によると頭頸部領域では，横紋筋肉腫が 48% と最も多く，骨肉腫，ユーイング肉腫は，それぞれ 8%，6% で上顎，下顎などに発生頻度が高いとされている．そのため，悪性骨，軟部腫瘍切除後の再建では四肢の再建，頭頸部領域の再建を行うことが多い．

小児遊離皮弁移植術の特徴

小児領域での遊離皮弁移植において懸念されるのは，血管の細さと血管茎の短さである．しかし，実際には 10 歳前後の小児症例でも，吻合を行う血管においては，1 mm 程度の血管径を有しているため問題なく血管吻合が可能であることが多い[2)4]．また，小児領域の中でも，年齢により身長や体重の差が大きく，思春期以降の症例では，既に成人症例と血管径や血管長が変わらないことも多い．いずれにしても，術前画像による皮弁栄養血管の評価や移植床血管の評価による術前計画が重要である．血管茎の長さが足りない場合は，静脈グラフトが必要となることもあり，事前に計画しておく必要がある．遊離皮弁移植の成功率については，成人例と変わらないとされてはいるが[4)5]，10 歳未満の症例で皮弁壊死率が高いとの報告もある[6]．小児症例においては，成人症例において問題となる全身合併症（高血圧，心血管障害，糖尿病など）が併存していることは少ない．その

ため，血管の石灰化や内膜障害などを認めることは少なく，血管性状は良好であることが多い．しかし，若年症例では，血管壁が薄く裂けやすいこともあるため，より慎重な剝離手技や縫合手技が必要とされる．小児では，血管壁平滑筋層の発達が未熟なため，成人と比して血管攣縮の発生も少ないとの報告[7)8]がある．その一方で血管攣縮を起こしやすく，血栓形成しやすいとも言われているため注意が必要である[4)9]．また，手術既往がないことが多く，再建部位や皮弁採取部位の状態は良好であることが多い．ただし，術前に放射線治療の既往がある症例では，放射線照射に伴う瘢痕形成には注意が必要である．

皮弁選択

成人と同様に様々な皮弁が使用可能である．腹直筋皮弁，前外側大腿皮弁，鼠径皮弁，広背筋皮弁，肩甲骨皮弁，腓骨皮弁などが挙げられる．欠損範囲，欠損組織量や術中体位などにより適応を検討する必要がある．我々は，手術時間を短縮するために，体位変換が必要か，切除と同時挙上が可能かどうかなどを考慮して皮弁を選択している．小児症例では特に成長への影響，筋肉の温存や整容性などを考慮する必要がある．可能であれば，皮弁採取部への植皮は避ける．女児においては妊娠出産を考慮して腹直筋皮弁の使用は避けるなどの配慮が必要である．また，切除における皮膚切開やアプローチについても切除医と目立たない方法を検討することも重要である．小児悪性腫瘍切除後の再建では，前述したように四肢長管骨や下顎の再建が多い．そのため骨皮弁による再建が必要となることがある．四肢長管骨や下顎の再建では，長く強固な皮質骨を有する骨組織が得られる血管柄付き腓骨皮弁が最もよく用いられる骨皮弁である．採取に際しては，成人例と同様に関節不安定性を生じないように近位，遠位ともに 5 cm 以上残して採取する必要がある．移植後に腓骨の長軸への成長を期待する場合には，近位骨端

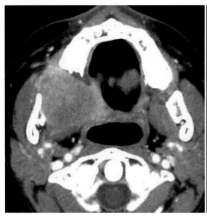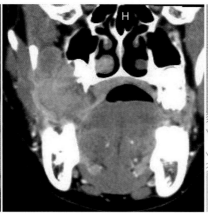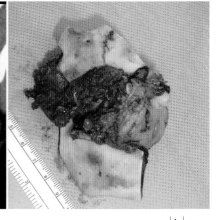

図 2-a〜c. 症例 1

a，b：術前造影 CT：腫瘍は側頭下窩に存在した．
c：摘出標本，口蓋を含む上顎部分切除と下顎区域切除が施行された．

a|b|c

部は前脛骨動脈や下行膝動脈など近位骨端部を栄養する血管茎を含めて挙上する必要がある．前脛骨動脈からの反回枝が安定して認められることから，前脛骨動脈が用いられることが多いようである．ただし，前脛骨動脈を用いる場合は，血管茎が短くなるために静脈グラフトが必要になることがある[13]．Innocenti ら[14]は，前脛骨動脈遠位を逆行性に吻合することで血管茎を延長する方法を報告しており有用であると考えられる．下顎再建において，下顎骨の成長途上の症例では，将来的に再建下顎と残存下顎で長さの変異が生じることがある．その場合は，必要があれば骨延長や骨切り術を考慮する．近年では，下顎再建プレートを用いて下顎再建が行われることが多くなっているが，術後長期間経過するとプレートが下顎骨に埋入し除去が困難となる．そのため，骨延長や骨切り術を行う予定がある場合には，骨癒合が得られた後に早めに下顎再建プレートを除去する必要がある[15]．

心理的ケアの必要性

　子どもは大人と同様に人格を有し，独立した人間であり，疾患やその治療について説明を受ける権利がある．術前には，親だけではなく，子どもにも治療の方法や術後の状況などについて十分な説明が必要であり，説明を受けた子どもや親の不安を軽減する心理的サポートも必要である．手術を担当する外科医だけでなく，小児科医や精神科医，臨床心理士，チャイルド・ライフ・スペシャリスト（CLS；child life specialist）など多職種チーム医療によるアプローチを行える体制をつくりチーム内で情報を共有し，適切な支援を行うことが重要である．

症　例

　症例 1（図 2）：14 歳，女性．右側頭下窩胎児型横紋筋肉腫
　化学療法が施行されたが治療効果に乏しいため手術の方針となった．腫瘍に隣接する口蓋を含む上顎部分切除と下顎区域切除が施行された．切除は，顔面の皮膚切開を避けるために hemifacial dismasking approach で行った．上・下顎再建を行うにあたり，骨皮弁による硬性再建が必要であるが，採取部の犠牲を考え，再建は前外側大腿皮弁と摘出標本より採取し凍結処理を行った自家処理骨移植（上顎 zygomaticomaxillary buttress 部（ZMB），下顎区域切除部）で行った．前外側大腿皮弁には，大腿筋膜をつけて挙上し，自家処理骨を包み込むように配置した．術後経過は問題なく，術後 2 年で自家処理骨の吸収もなく形態は良好である．

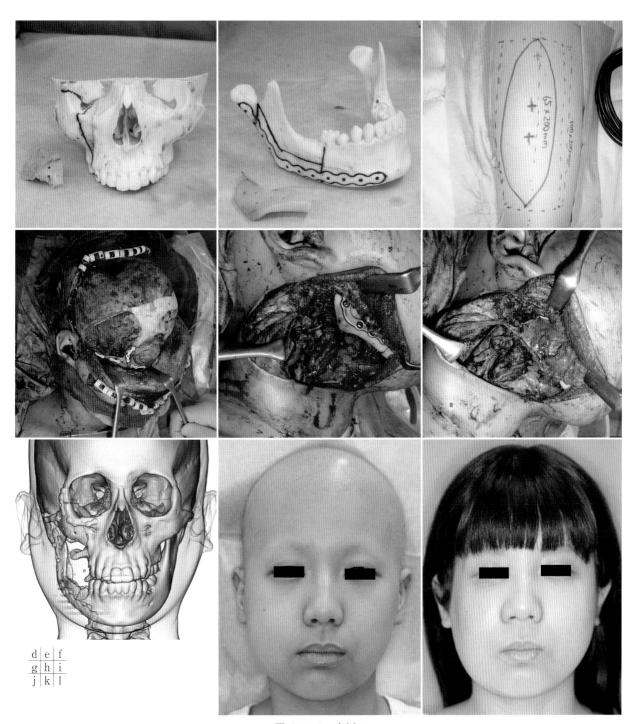

図 2-d～i. 症例 1

d，e：摘出標本より切り出した上顎 ZMB 部と下顎骨（液体窒素による凍結処理を行った）

f：右大腿部より前外側大腿皮弁を挙上し，再建を行った．

g：上顎 ZMB 部を戻して固定（アプローチは hemifacial dismasking approach で行った）

h：下顎骨を戻して下顎再建プレートで固定した．

i：凍結処理した下顎骨は，大腿筋膜で被覆した．

j：術後 3DCT

k：術前

l：術後 1 年

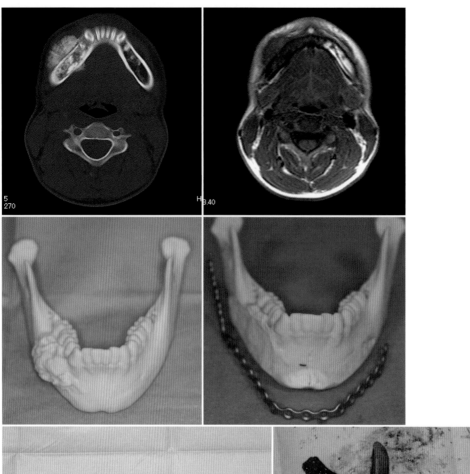

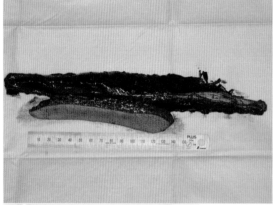

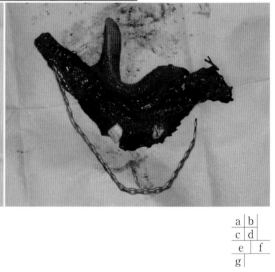

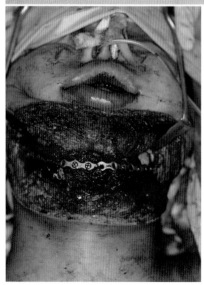

a	b
c	d
e	f
g	

図 3-a～g.
症例 2

 a：術前 CT

 b：術前 MRI T1 強調画像

 c，d：下顎モデルと術前に成形した下顎プレート

 e，f：腓骨皮弁，骨切り後

 g：腓骨固定後

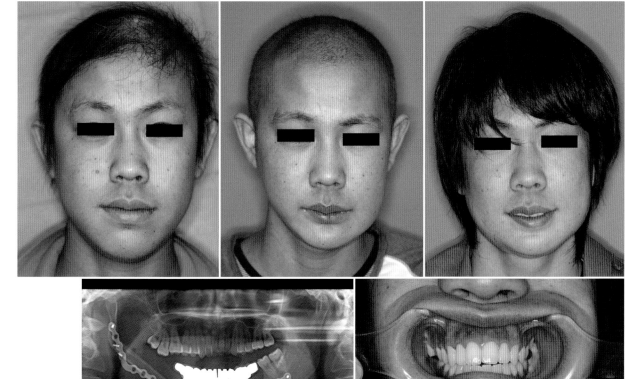

図 3-h～l. 症例 2
h：術前
i：術後 6 か月
j：術後 3 年，ALT による修正術後
k：術後 3 年デンタルインプラント挿入後パントモグラフィー
l：術後 3 年インプラント義歯装着

症例 2(図 3)：14 歳，男性．下顎骨骨肉腫

　下顎骨骨肉腫に対して術前化学療法(シスプラチン/メトトレキサート/イフォスファミド/アドリアマイシン)3 コースを行った後に下顎区域切除が施行された．下顎区域切除は右関節突起基部から左 6 番までの切除が行われた．血管柄付き腓骨皮弁を挙上し，2 か所骨切りを行い，下顎再建モデルをガイドとして，あらかじめ成形した下顎プレートを用いて固定した．血管吻合は，左顔面動脈と左内頸静脈にそれぞれ端々，端側吻合で行った．術後経過は問題なく，骨癒合も良好であった．また，腓骨皮弁採取部の合併症もなかった．術後 1 か月より術後補助化学療法(シスプラチン/メトトレキサート/イフォスファミド/アドリ

アマイシン)3 コースを施行した．また，術後 2 年でデンタルインプラントを挿入したあと，インプラント義歯を使用している．また，初回手術後の頬部陥凹変形に対して術後 3 年時に前外側大腿皮弁移植術による修正術を行った．

まとめ

　小児遊離皮弁移植術における特徴と注意点について述べた．症例で示したように小児症例においては，成長に伴う変化による 2 次修正の可能性や再発に伴う再手術の可能性もある．そのため将来の再移植に備えて移植床血管を温存するなどの配慮も必要である．また，症例 1 に示したように自家処理骨を用いることで血管柄付き自家骨を温存

できる場合もあり，様々な選択肢を術前に十分検討する必要がある．将来の選択肢を温存することで最終的に良好な形態や機能を再建出来る可能性が増えると考える．また，手術における注意点だけでなく，子どもと親を含めた心理的サポートも重要であり，多職種チーム医療によるアプローチが必要である．

参考文献

1) Harii, K., Ohmori, K.：Free groin flaps in children. Plast Reconstr Surg. **55**：588-592, 1975.
2) Rashid, H. Y., et al.：Comparison of microvascular free tissue transfer in adult and paediatric patients. J Ayub Med Coll Abbottabad. **31**：156-161, 2019.
3) Gasteratos, K., et al.：Workhorse free functional muscle transfer techniques for smile reanimation in children with congenital facial palsy：case report and systematic review of the literature. J Plast Reconstr Aesthet Surg. **74**：1423-1435, 2021.
4) Devaraj, V. S., et al.：Microvascular surgery in children. Br J Plast Surg. **44**：276-280, 1991.
5) Upton, J., Guo, L.：Pediatric free tissue transfer：a 29-year experience with 433 transfers. Plast Reconstr Surg. **121**：1725-1737, 2008.
6) Liu, S., et al.：Free flap transfer for pediatric head and neck reconstruction：What factors influence flap survival? Laryngoscope. **129**：1915-1921, 2019.
7) Parry, S. W., et al.：Microvascular free-tissue transfer in children. Plast Reconstr Surg. **81**：838-840, 1988.
8) Serletti, J. M., et al.：Free tissue transfer in pediatric patients. Ann Plast Surg. **36**：561-568, 1996.
9) Duteille, F., et al.：Free flap coverage of upper and lower limb tissue defects in children：a series of 22 patients. Ann Plast Surg. **50**：344-349, 2003.
10) Katanoda, K., et al.：Childhood, adolescent and young adult cancer incidence in Japan in 2009-2011. Jpn J Clin Oncol. **47**：762-771, 2017.
11) Peng, K. A., et al.：Head and neck sarcomas：analysis of the SEER database. Otolaryngol Head Neck Surg. **151**：627-633, 2014.
12) Guo, L., et al.：Vascularized fibular graft for pediatric mandibular reconstruction. Plast Reconstr Surg. **121**：2095-2105, 2008.
13) Onoda, S., et al.：Use of vascularized free fibular head grafts for upper limb oncologic reconstruction. Plast Reconstr Surg. **127**：1244-1253, 2011.
14) Innocenti, M., et al.：Epiphyseal transplant：Harvesting technique of the proximal fibula based on the anterior tibial artery. Microsurgery. **25**：284-292, 2005.
15) Phillips, J. H., et al.：Mandibular growth following reconstruction using a free fibula graft in the pediatric facial skelton. Plast Reconstr Surg. **116**：419-424, 2004.

PEPARS No.182：71-76, 2022

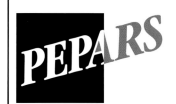

◆特集／遊離皮弁をきれいに仕上げる─私の工夫─

遊離皮弁による胸壁・腹壁再建

福永　豊[*1]　宮本慎平[*2]　東野琢也[*3]

Key Words：胸壁再建（chest wall reconstruction），腹壁再建（abdominal wall reconstruction），遊離皮弁（free flap），前外側大腿皮弁（anterolateral thigh flap），腹直筋皮弁（rectus abdominis musculocutaneous flap）

Abstract　胸壁・腹壁再建の多くはポリプロピレンメッシュや有茎皮弁で行われるが，有茎皮弁が届かない場合や広範囲欠損では遊離皮弁が必要となることがある．胸壁再建では硬性再建の是非など標準的な再建方法は確立されていないが，我々は広背筋皮弁，前外側大腿皮弁，腹直筋皮弁を用いた軟部組織のみかポリプロピレンメッシュと軟部組織を組み合わせた semi-solid stabilization での再建を行っている．腹壁再建では大腿筋膜（腸脛靱帯）を含む前外側大腿皮弁がよい適応である．移植床血管として内胸動静脈や胸背動静脈，深下腹壁動静脈以外に橈側皮静脈や胃大網動静脈も適応となる．胸壁・腹壁再建をきれいに仕上げるために我々が行っている方法について述べた．

はじめに

　胸壁や腹壁の欠損は悪性腫瘍や放射線潰瘍などの治療に際して生じる．多くはポリプロピレンメッシュなどの人工物や有茎皮弁で再建が可能であるが，有茎皮弁が届かない範囲や広範囲欠損では遊離皮弁が必要となる．これらの分野では様々な再建方法が報告されているが標準的な方法は確立されていない．

　本稿では我々が行っている腫瘍切除後の胸壁・腹壁欠損に対する遊離皮弁再建について，きれいに仕上げるための術式の選択や工夫を述べる．

[*1] Yutaka FUKUNAGA，〒277-8577　柏市柏の葉 6-5-1　国立がん研究センター東病院形成外科，医員
[*2] Shimpei MIYAMOTO，〒113-8655　東京都文京区本郷 7-3-1　東京大学大学院医学系研究科形成外科，講師
[*3] Takuya HIGASHINO，国立がん研究センター東病院形成外科，科長

胸壁再建

　胸壁再建の目的は，① 胸腔内・縦隔臓器の被覆，② 骨性胸郭の支持性維持の 2 点の達成である．① については大血管や肺などの重要臓器を保護するため必須の事項であり，血流の良好な組織で覆うために有茎皮弁や遊離皮弁を要する．② については「連続した 3 本以上の肋骨欠損がある場合」が硬性再建の適応とされ，硬性再建を行わない場合 frail chest に伴う呼吸器不全が発生すると言われている．しかし我々の経験上，それ以上の欠損においても軟部組織のみ，もしくはポリプロピレンメッシュと軟部組織を組み合わせた semi-solid stabilization で再建が可能な症例がほとんどであると考えている[1)~3)]．稀に frail chest による呼吸障害を生じる症例はあるが，数日間人工呼吸器管理を行い組織の癒着を待つことで抜管が可能となり日常生活に支障のある呼吸障害は認めなかった．

　どの程度の欠損で人工物が必要となるのかは明

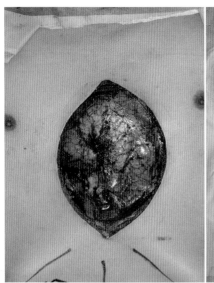
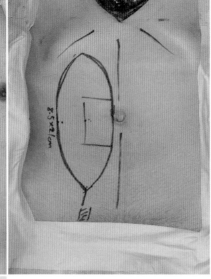
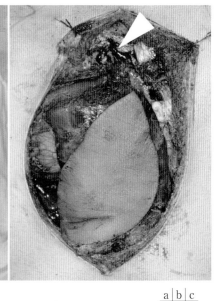
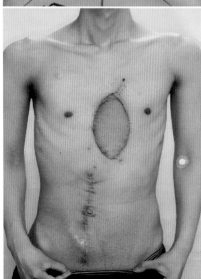

図 1.
23 歳，男性．転移性胸骨肉腫
　a：第 3 肋間より尾側の胸骨が切除された．
　b：8.5×21 cm の腹直筋皮弁を挙上した．
　c：左第 3 肋軟骨を切除し左内胸動静脈（矢頭）に血管吻
　　　合を行った．人工物は使用せず腹直筋皮弁のみで再建
　　　した．
　d：術後 1 か月

a | b | c
d

確ではない．Mansour らは，胸骨全摘に対してポリプロピレンメッシュと軟部組織で再建が可能であり，感染や放射線性骨髄壊死など炎症や瘢痕化のある症例では人工物は不要と述べている[4]．我々は症例ごとに術前，術中に呼吸器外科と相談の上，軟部組織のみか semi-solid stabilization を行うかを決定している．放射線照射後などで人工物の感染や露出のリスクが高いと思われる症例では，確実な創閉鎖を最優先し軟部組織のみでの再建を選択することが多い．

皮弁の選択

胸壁再建の大部分は有茎広背筋皮弁が良い適応となる．広背筋は面積が広く，広範囲の胸壁欠損も覆うことができるため胸壁再建に適している．前胸部の大きくない欠損であれば大胸筋弁と植皮の組み合わせがよい適応となる．遊離皮弁が必要となるのはこれらの有茎皮弁が届かない部位や広範囲欠損，血管茎や皮弁採取部が切除に含まれ使用できない場合である．遊離皮弁の選択肢としては遊離前外側大腿皮弁，遊離腹直筋皮弁，遊離広背筋皮弁が挙げられる．

遊離前外側大腿皮弁

大腿筋膜，腸脛靭帯を含めることで筋膜皮弁として移植することが可能である[1)2)]．ポリプロピレンメッシュなどの人工物と比べると強度は劣るが，人工物を使用せず筋膜による胸壁再建が可能である．死腔充填のために筋体が必要であれば外側広筋をつけることも可能である．基本的に仰臥位で挙上するが側臥位での挙上も可能であり，前・側胸壁の再建時に体位変換が必要なく胸部操作と同時並行で皮弁挙上可能なことが利点であ

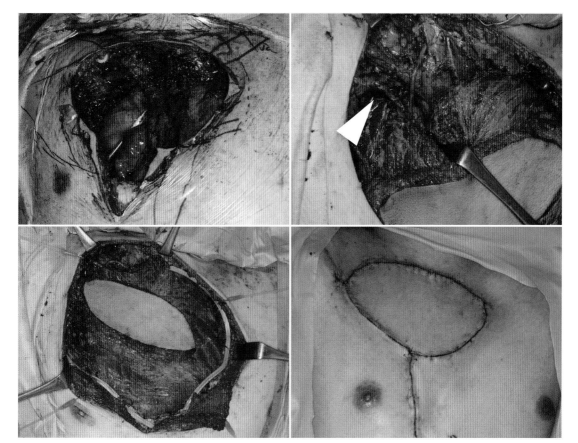

図 2. 21 歳，男性．前胸壁未分化小細胞肉腫

a：第 3 肋間より頭側の胸骨，肋軟骨，両側鎖骨 1/3 が切除された．

b：右側臥位で左遊離広背筋皮弁を挙上し，仰臥位に戻して右頸横動脈，右鎖骨下静脈(矢頭)に吻合した．

c：人工物は使用せず胸壁欠損に広背筋皮弁のみで再建した．

d：術直後

る．術前に超音波検査で優位な穿通枝を同定し走行を確認しておくことで安全に挙上できる．筋膜を胸壁に縫い付ける際には必ずしも air tight にする必要はないが，緩まない程度に緊張をかけて 0 号もしくは 3-0 モノフィラメント吸収糸を使用して縫着している．

遊離腹直筋皮弁

前外側大腿皮弁と比較して厚い脂肪組織と広く板状の筋体が得られること，手技的に容易であることが利点であり，前外側大腿皮弁では厚みが不足する場合などに選択する(図 1)．仰臥位での挙上となること，胸部操作と同時挙上が困難であること，腹部瘢痕ヘルニアや腹壁弛緩など皮弁採取部合併症のリスクがあることが欠点である．胸壁

欠損に死腔を残さないよう筋体を充填し，肋間筋など軟部組織には 3-0 モノフィラメント吸収糸で縫合し肋骨に固定する場合は 0 号モノフィラメント吸収糸を一周回して縫着している．

遊離広背筋皮弁

有茎で片側胸壁の全域を被覆可能な皮弁であるが，胸部正中の欠損で死腔が大きい場合には遊離皮弁として使用することがある(図 2)．有茎の場合に比べ，血行良好な十分量の軟部組織を充填できるため，胸骨上部，胸骨柄部，胸鎖関節部などの深さのある欠損の被覆には向いている．ただし，側臥位への体位変換が必要となることが多く，切除と同時挙上は不可能である．前述の腹直筋皮弁と同様に広背筋を胸壁欠損に縫着する．

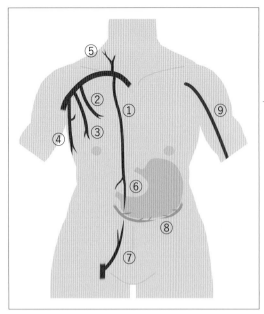

図 3.
胸壁・腹壁再建の主な移植床血管
① 内胸動脈　　② 胸肩峰動脈　　③ 外側胸動脈
④ 胸背動脈　　⑤ 頸横動脈　　　⑥ 上腹壁動脈
⑦ 深下腹壁動脈　⑧ 胃大網動脈　　⑨ 橈側皮静脈

ある（図2-b）．腫瘍の進展具合や癒着などの影響で術前の計画通り血管が温存されるとは限らないので複数の選択肢を持っておくことは重要である．

術後管理

手術当日もしくは翌日に frail chest に注意して人工呼吸器離脱を行う．離脱後に frail chest となった場合は再度人工呼吸器管理として数日後に再度離脱を図る．術後早期回復のため呼吸状態が落ち着いていれば，基本的に術後1日目に離床し，血管茎への圧迫予防以外に体位制限は行わない．

腹壁再建

腹壁ではヘルニアや腹壁弛緩を予防するために強靭な材料で腹壁の連続性を再建する必要がある．汚染のない手術ではメッシュを使用することで再建が可能であるが，腸管切除を伴う場合など汚染手術となる場合には感染のリスクが高いため人工物は使用せず自家組織による再建を行う．メッシュによる腹壁再建が行われる場合でも皮膚や皮下組織が合併切除される場合では感染，露出予防のため血流豊富な厚みのある組織で覆った方がよい．

移植床血管の選択

内胸動静脈，胸肩峰動静脈，外側胸動静脈，胸背動静脈，頸横動脈などが主な選択肢となる（図3）．橈側皮静脈は deltopectoral sulcus から上腕の半分程度まで剥離すれば胸部正中まで届かせることが可能であり内胸静脈や胸肩峰静脈が細い場合や再手術などの場合に非常に心強い選択肢となる（図4）[5]．術前に超音波検査を行いマーキングしておくといざという時に対処しやすいが，deltopectoral sulcus では埋もれて見つかりづらいことがあるので上腕で探すと見つけやすい．鎖骨が切除される場合には鎖骨下静脈への端側吻合も可能で

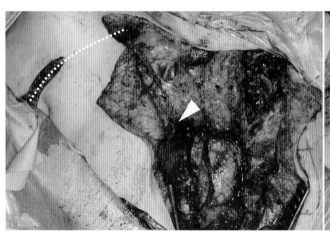
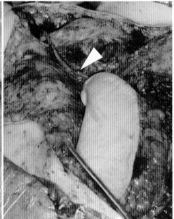

図 4. 橈側皮静脈を移植床静脈として使用した胸骨再建　　a | b
橈側皮静脈を上腕まで剥離し（点線）胸部に届かせた（矢頭）．

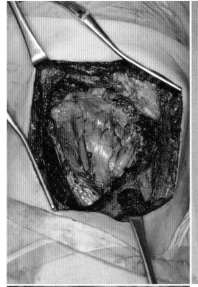
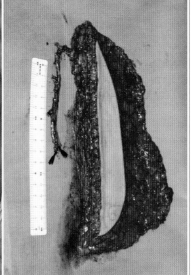
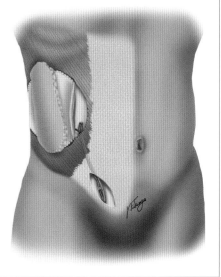
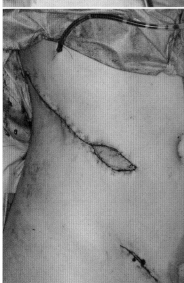

図 5.

30 歳，女性．右腹壁デスモイド

a：第 11 肋骨尾側端から 11×11 cm の腹壁全層が切除された．

b：13×18 cm の筋膜を含む前外側大腿皮弁を挙上した．

c：血管茎は内外腹斜筋間を通して深下腹壁動静脈に血管吻合した．

d：術直後

	a	b	c
	d		

た場合には躊躇せず遊離皮弁に切り替える．有茎の場合は股関節の運動による血管茎の圧迫や牽引を予防するため術後数日間は股関節運動制限を指示しているが，遊離として近傍の血管と吻合できた場合は緊張や圧迫の心配がなくむしろ安心感がある．

前外側大腿皮弁

大腿筋膜は外側が強靭な腸脛靭帯となっており内側はそれと比べると強度が劣り症例によってはかなり薄いことがある．強固な腹壁を再建するためには皮弁内に腸脛靭帯を主に含める必要があり，皮島を通常の前外側大腿皮弁より外尾側寄りにデザインして採取する．内側の大腿筋膜が腹壁縫合線にくる場合は大腿筋膜を折り返して二重にするなどして裂けないよう補強して縫着する（図5,6）[10]．縫合には0号もしくは3-0モノフィラメント吸収糸を使用し，指が1本入らない程度の間隔で筋膜をピンと張るように緊張をかけて縫合する．全周縫着後に緩い部位があれば追加で縫合を行う．

皮弁の選択

腹壁再建には大腿筋膜・腸脛靭帯を含んだ前外側大腿皮弁がよい適応となる（図5）[6)~11)]．有茎皮弁としての到達範囲は穿通枝の位置などにもよるが臍上程度が限界と考えている．そのため上腹部に大きな欠損が生じる場合は遊離前外側大腿皮弁の適応となる．有茎前外側大腿皮弁の場合は十分届くと思って移動させた後に意外と血管茎に緊張がかかってしまっていることがあり，元に戻して追加で剝離したり配置を変えたりしているうちに血管柄を損傷してしまうこともあるので，そうし

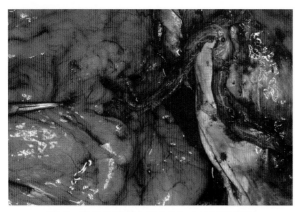

図 6. 遊離前外側大腿皮弁による腹壁再建
右胃大網動静脈に血管吻合した.

移植床血管の選択

下腹部では深下腹壁動静脈, 上腹部では内胸動静脈, 胃大網動静脈が主な選択肢となる(図3). 胃大網動静脈は上腹部の欠損の場合, 直下に存在し口径も十分であるためよい適応となる(図6)[8][9]. 体位によって変動することが考えられるが大体は欠損直下にあり余裕のある状態で吻合可能なため特に問題にはならない. 欠損から移植床血管が離れている場合は欠損と別部位で深筋膜を切開し血管を剖出し欠損との間は腹壁内もしくは腹腔内にトンネルを作成して血管茎を通す(図5-c).

術後管理

抜管の際に腹圧がかかるので麻酔科になるべく穏やかに覚醒してもらうようお願いしておき, 覚醒前に腹帯を装着し手で押さえるようにしている. 腹壁内の血管と吻合した場合であれば腹帯を装着しても血管茎の圧迫は問題にならない. 離床は基本的に術後1日目に行い, 歩行時には咄嗟に力んでしまうことを予防するため歩行器を使用してもらっている. 寝起きの際には電動リクライニングを使用する, なるべく怒責をしない, 力が入る際には腹部を手で押さえるなどを患者本人にしっかり説明し厳守してもらう. 退院後も術後半年間は腹帯を着用してもらう.

おわりに

遊離皮弁を合併症なくきれいに仕上げるコツは

なるべくシンプルな術式とすることだと考えている. 解剖や再建の目的, 再建材料, 合併症について十分に理解しシンプルな手術に組み立てあげることが再建手術の要点である.

参考文献

1) 長谷川健二郎, 木股敬裕:【胸壁・腹壁欠損の再建】硬組織に人工材料を用いた胸壁全層欠損の再建. PEPARS. **53**:10-16, 2011.
2) 宮本慎平:体幹(胸壁・腹壁)の軟部組織再建. 日本臨牀. **78**(5増刊):396-401, 2020.
3) Miyamoto, S., et al.: Combined use of ipsilateral latissimus dorsi flap and anterolateral thigh flap to reconstruct extensive trunk defects. Microsurgery. **41**:175-180, 2021.
4) Mansour, K. A., et al.: Chest wall resections and reconstruction: a 25-year experience. Ann Thorac Surg. **73**:1720-1725, 2002.
5) Miyamoto, S., et al.: Combined use of the cephalic vein and pectoralis major muscle flap for secondary esophageal reconstruction. Microsurgery. **34**:319-323, 2014.
6) Kimata, Y., et al.: Anterolateral thigh flap for abdominal wall reconstruction. Plast Reconstr Surg. **103**:1191-1197, 1999.
7) Kayano, S., et al.: Comparison of pedicled and free anterolateral thigh flaps for reconstruction of complex defects of the abdominal wall: review of 20 consecutive cases. J Plast Reconstr Aesthet Surg. **65**:1525-1529, 2012.
8) Miyamoto, S., et al.: Combined use of an anterolateral thigh flap and superficial inferior epigastric artery flap for reconstruction of an extensive abdominal wall defect. Plast Reconstr Surg Glob Open. **4**:e1121, 2016.
9) 宮本慎平, 櫻庭 実:【胸壁・腹壁欠損の再建】悪性腫瘍切除後の腹壁再建. PEPARS. **53**:47-54, 2011.
10) Kagaya, Y., et al.: Autologous abdominal wall reconstruction using anterolateral thigh and iliotibial tract flap after extensive tumor resection: a case series study of 50 consecutive cases. J Plast Reconstr Aesthet Surg. **73**:638-650, 2020.
11) 宮本慎平:【再建手術の合併症からのリカバリー】腹壁再建合併症からのリカバリー. PEPARS. **161**:62-68, 2020.

PEPARS No.182：77-85，2022

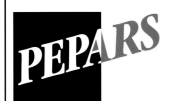

◆特集／遊離皮弁をきれいに仕上げる―私の工夫―

我々の行っている遊離皮弁を用いた下顎再建

兵藤伊久夫[*1]　萩原純孝[*2]

Key Words：下顎区域切除(mandibulectomy)，再建(reconstruction)，遊離皮弁(free flap)，顎補綴(prosthesis)

Abstract　　遊離皮弁を用いた下顎再建方法には主に，① 下顎再建用プレートに遊離皮弁を組み合わせる，② 血管柄付き遊離骨移植，③ 軟部組織移植のみの再建がある．

　我々は，プレート再建を行う際の被覆方法として run-through technique を用いて露出や感染を防ぐ工夫をしている．腓骨皮弁再建を行う際にはヒラメ筋との連合皮弁として挙上し，顎下部の死腔充填とともに軟部組織による輪郭形成を行っている．また，骨切りの際には，オトガイ隆起の再建を意識して下顎正中に骨切り線が再現されるようにしている．側後方区域切除が行われる際には，軟部組織移植のみの再建を行うことがあるが，その際には術直後よりゴム牽引による顎間牽引療法を用いて顎偏位の改善を行っている．

　術後，良好な咬合機能顎義歯装着のために切除医，再建外科医，歯科医，顎顔面補綴医などの術前からの連携と術後の円滑なリハビリテーションの施行が重要と考えている．

はじめに

　下歯肉腫瘍手術によって下顎区域切除が行われた場合，咬合や咀嚼などの機能が失われるだけでなく，下顎の連続性が失われることによる整容面での喪失も生じる．したがって下顎再建は，下顎の連続性（輪郭）を再現することにより咬合などの口腔機能の回復および整容性の回復が求められる．

　下顎再建方法には主に，① 下顎再建用プレート（リコンストラクションプレート）に遊離腹直筋皮弁などの遊離皮弁を組み合わせる，② 腓骨皮弁などを用いた血管柄付き遊離骨移植，③ 後側方下顎区域切除が行われた場合などに行われる軟部組織移植のみの再建がある．それぞれの再建方法には特徴があり，切除範囲や組織欠損量，患者背景などによって選択される．

リコンストラクションプレートによる下顎再建

　下顎前方を区域切除された症例では，呼吸管理や嚥下機能回復のために何らかの硬性再建を行う必要がある．金属プレートと皮弁による下顎再建は，遊離骨皮弁による再建と比較して皮弁採取部の合併症が少なく，手術時間も比較的短く全身状態が不良な症例や予後不良な症例などにおいて低侵襲な再建を選択する必要がある場合などに有効である．また，金属プレートによる再建は良好な下顎形態が得られやすいという利点がある[1]．

　一方でプレートを用いる再建は，自家骨再建と比較して金属プレートへの感染，術後のプレート露出・破損といった合併症が高頻度に生ずる[2]．合併症が生じやすくなる原因として，放射線治療の有無，再建部位，残存歯による咬合力などが報

＊1 Ikuo HYODO，〒807-8556　北九州市八幡西区医生ヶ丘1番1号　産業医科大学病院形成外科，助教

＊2 Sumitaka HAGIWARA，〒464-8681　名古屋市千種区鹿子殿1番1号　愛知県がんセンター病院頭頸部外科部，医長

告されている.

放射線治療とプレート露出などの合併症との関連に関しては様々な報告がなされており, 術前・術後の照射が合併症を増加させるとの報告がある一方, それらが影響しないとの報告もある[3)4)]. 再建部位では, 側方欠損と比較して前方欠損の再建において合併症が増加するとの報告がある[5)]. また残存歯による咬合力によって, 破損などの合併症が生じやすくなることが報告されている[6)].

下顎プレートへの感染や露出を防ぐ方法として, 筋体・筋膜や脱上皮した皮下組織を用いるなどしてプレートを被覆する(wrap-around technique)ことがある. プレートを被覆する材料としては筋体・筋膜などである[7)～9)]. 縫着の際には, プレート周囲に死腔が残存しないように血流のよい軟部組織を固定する, 顎下部などに陰圧吸引ドレーンを留置することなどが推奨されている[9)].

Sakakibara らは, 皮弁皮下組織にプレートを貫通させる run-through technique を報告している. 皮弁皮下組織にプレートを貫通させることでプレート周囲に死腔を作らず, かつ皮弁とのずれも生じにくくなる. 同文献では下顎プレートを被覆する wrap-around technique と run-through technique を比較し, 両群においてプレート露出などの合併症率に差がなかったと報告している[7)].

永松らは, プレート感染などに関連する合併症を防ぐ方法としてno-touch technique を報告している. この方法は, プレートを術野に移動する前に皮弁を口腔内の欠損に縫着, 次いで血管吻合を行い皮弁の血流を再開する. ポビドンヨード液含有ドレープなどを用いて口腔や鼻腔を閉鎖し, 口腔と頸部を血流のある組織で完全に遮断し, 唾液にさらされない頸部の環境をつくった後にプレートを術野に移動し下顎骨に固定する. プレート周囲は, 脱上皮した皮弁や筋体など血流のある組織で被覆し, 吸引ドレーンをプレート周囲に留置する方法である. この方法を用いることで有意に感染率を減少することができたと報告している[10)11)].

我々の行っている
リコンストラクションプレートによる下顎再建
—Run-through technique を用いた
プレートの被覆—

我々は下顎プレートを被覆する方法として, run-through technique を用いた再建を行っている. プレート再建時に用いられる皮弁は, 腹直筋皮弁を用いることが多く腹直筋皮弁採取方法とともに, 我々の行っている run-through technique について述べる.

我々が採取する腹直筋皮弁は正中列・外側列それぞれを一部温存する筋体温存型として挙上している. 筋膜上に穿通する穿通枝を確認後, 筋膜を切開し中枢側に剥離・挙上を 1～2 cm 程度行う. その後, 頭側筋体を横切開し下腹壁動脈内側列および外側列を筋体裏面より確認しながら皮弁挙上を行う. 筋体は穿通枝を損傷しない範囲で可及的に含めるように挙上している. この皮弁挙上方法によって穿通枝の位置を直視下に確認することができる.

皮弁皮下組織を用いてプレート全長を被覆するために我々は皮弁の長軸方向もしくは斜軸方向に対してプレートを貫通させる. プレートが皮弁皮下組織を貫通する際, 穿通枝を確認できるため穿通枝損傷のリスクはない(図1, 2).

腓骨皮弁による下顎再建

腓骨皮弁は, 下顎区域切除が行われた際の血管柄付き骨移植が行われる際に最も頻用されている皮弁である. 長管骨であるため, 腸骨弁や肩甲骨弁と比較して亜全摘切除後の再建にも用いることができる. また骨膜血行であるため 2.0 cm までの長さに多骨片に骨切りが可能で, 形態的自由度の高い硬性再建が可能である[12)]. しかし一方で, 舌が合併切除されるような場合, 腓骨皮弁単独では皮島面積や顎下死腔充填が不足することがある. 不足する軟部組織量を補うために長腓骨筋や長母趾屈筋, ヒラメ筋などを連合皮弁として挙上

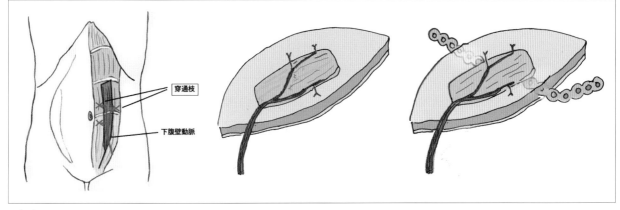

a | b | c

図 1.
a：我々の行っている腹直筋皮弁採取方法のシェーマ．それぞれの穿通枝を数cm
ずつ剝離し挙上している．
b，c：プレートを皮弁縦軸〜斜軸方向に貫通させる．

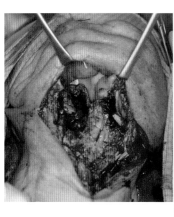
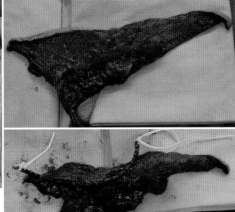
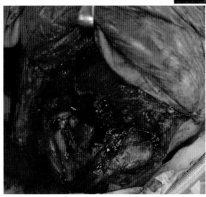
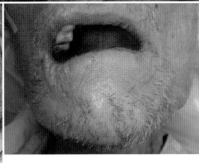
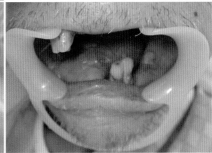

a	b
c	
d	e	f

図 2.
a：74歳．男性．BMI 18.0．下顎区域切除および舌切除施行
b：皮弁挙上後
c：プレートを貫通させたところ
d：皮弁縫着後．下顎区域切除部のプレートは皮弁にて被覆された．
e，f：術後6か月．プレートの感染や露出はみられない．

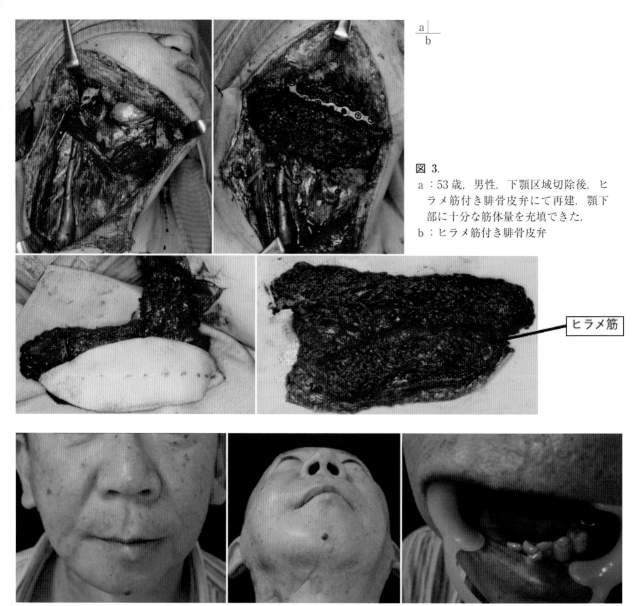

図 3.
a：53 歳，男性．下顎区域切除後．ヒ
ラメ筋付き腓骨皮弁にて再建．顎下
部に十分な筋体量を充填できた．
b：ヒラメ筋付き腓骨皮弁

ヒラメ筋

図 4. 術後 6 か月．顎下部に十分な軟部組織が維持されている．

する方法が報告されている[13]~[16]．しかし欠損量が
大きい場合には，これら連合皮弁でも組織量が不
足することがあり，その場合には前外側大腿皮弁
など複数の皮弁を用いた再建を検討する[17]．

　下顎区域切除後に腓骨皮弁による再建が行われ
る際，良好な下顎形態や咬合を再現するためにシ
ミュレーションサージャリーが行われることがあ
る．下顎再建の際に行われるシミュレーション
サージャリーには，主に 3D モデルを用いて術前
に pre-bending プレートを作成する方法と，カス
タムメイドプレート（TruMatch® Reconstruc-

tion システム，DePuy Synthes 社）がある．

　TruMatch® Reconstruction システムによる
カスタムメイドプレート作成のために，術前 CT
をもとにした 3D 画像を用いて下顎切除と再建の
プランニングを行う．このプランニングは，オン
ラインミーティングで行われ，マテリアライズ社
担当クリニカルエンジニアと切除医，再建医らが
参加して行われる．ここで切除のプラン，腓骨移
植とカスタムメイドプレートのプラン，腓骨切断
と切断用ガイドのプラン，作成予定のカスタムメ
イドプレートとスクリューのプランなどが決定さ

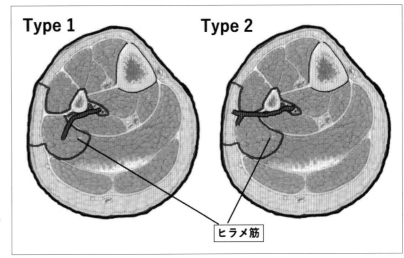

a | b

図 5.
a：腓骨動脈からヒラメ筋への筋枝に
　て血流が得られる(type 1).
b：皮膚穿通枝を介して血流が得られ
　る(type 2).

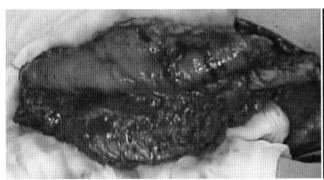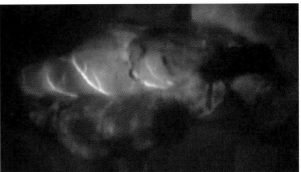

図 6. ICG 造影所見. 皮膚穿通枝を介してヒラメ筋の染色がみられる.

れる[18].

　カスタムメイドプレートを用いた下顎再建は,
術前の計画をもとに骨切りの長さや角度を精密に
調整でき, 咬合などの機能面や整容面において良
好な結果が安全に得られるという利点がある. 一
方でこのシステムを行う場合, アカウントの作成
から納入までは約1か月を要するため, 進行癌な
どにおいて現実的にその使用が難しいことがある.

我々の行っている腓骨皮弁を用いた下顎再建
―ヒラメ筋付き腓骨皮弁および
オトガイ隆起に留意した腓骨骨切り―

　頸部郭清を伴う下顎半切以上の区域切除が行わ
れた際に, 我々は顎下などの死腔充填のために,
ヒラメ筋付き腓骨皮弁による再建を行っている.
ヒラメ筋は短・長腓骨筋や長母趾屈筋に対し筋体
量が多く, 筋体採取に対しても犠牲が少ない. 欠
損に合わせた筋体量を採取できるため顎下部に十

分な軟部組織を充填することができ, 感染などの
合併症を防ぐと同時に整容面での改善も可能であ
る(図 3, 4). Kuo らはヒラメ筋付き腓骨皮弁にて
顎下・口腔底の死腔充填をすることにより深頸部
への感染を防ぐことができ, かつ術後6か月の時
点で顎の輪郭について患者の満足な結果を得られ
たと報告している[15].

　採取するヒラメ筋への血行は, 腓骨動脈からヒ
ラメ筋への筋枝を介するタイプと皮膚穿通枝を介
するタイプの2つがある[15)16)](図 5). 腓骨動脈から
ヒラメ筋への筋枝は通常, 腓骨近位部に存在する
ことが多く, 皮膚穿通枝を利用する場合と比べる
と自由度の高い血管茎が短い. 我々は, 皮膚穿通
枝を利用するヒラメ筋付き腓骨皮弁を再建に用い
ている. ICG 造影検査において, 皮膚穿通枝を介
してヒラメ筋への十分な血流が得られることを確
認できる(図 6). ヒラメ筋の採取部位は皮膚穿通
枝を含むように位置決めをして採取量は欠損に応

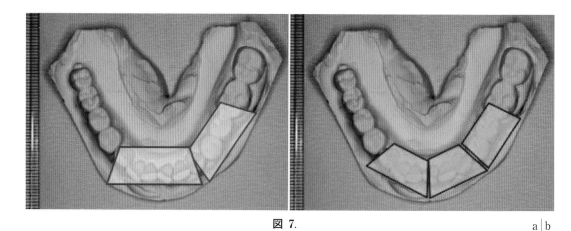

図 7.
a｜b
a：通常の骨切り
b：オトガイ隆起を意識した骨切り．下顎正中に骨接合線が位置する．

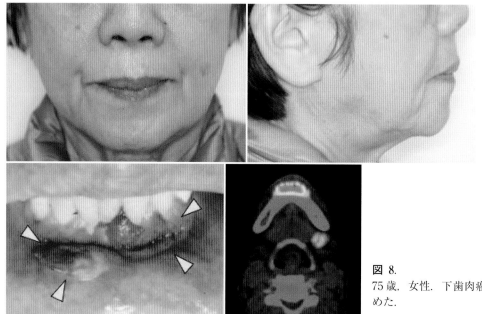

図 8.
75 歳，女性．下歯肉癌．下顎前方に病変を認めた．

じて調整している．

　下顎形態の良好な結果を得るために我々は腓骨骨切りを行う際，オトガイ隆起を適切に再現するようにしている（図7）．具体的には下顎前方欠損が生じるような区域切除が行われる場合，下顎正中に骨接合面が位置するように腓骨の骨切りおよび角度の調整を行っている．

　下顎隆起を意識した腓骨の骨切りおよび再建を行うことで，下顎前方のアーチが良好に再現でき，安定した義歯を装着することが可能であった（図8〜11）．

我々の行っている軟部組織のみの再建

　下顎区域切除が側後方で行われる場合，軟部組織のみの再建でも一定の咬合などの機能の改善を得られることがある．我々は，健側などの咬合歯が多く存在する場合や術後照射が行われるなどプレートの破損や露出のリスクが高いと考えられる症例に軟部組織のみでの再建を検討している．

　我々は，25 名の下顎再建患者のうち，12 名は腓骨皮弁再建，13 名は軟部組織のみの再建を行い，2 群間で術後機能および整容面での評価を行った．腓骨皮弁再建を行った症例の方が，有意に術

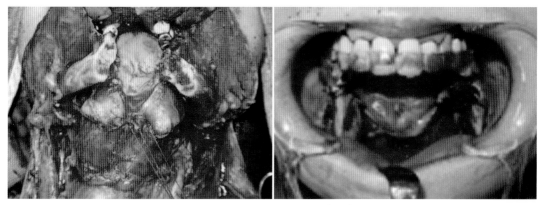

図 9. 下顎区域切除および両頸部郭清が行われた.

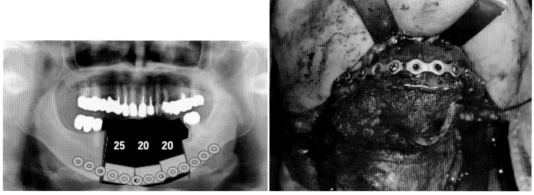

a│b

図 10.
a：オトガイ隆起を意識した骨切りを施行した. 長さ 25 mm, 20 mm, 20 mm の
3 骨片に骨切りした.
b：皮弁縫着後. ヒラメ筋付き腓骨皮弁にて再建. 頤部をヒラメ筋にて充塡した.

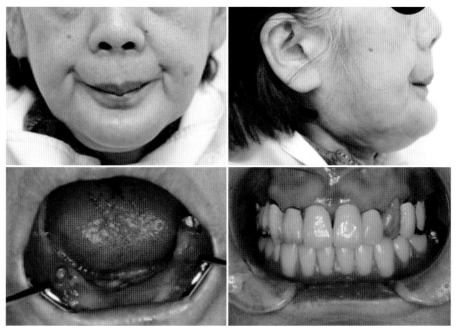

図 11. 術後所見. 顎義歯の装着が可能であった.

後嚥下機能が良好であった(山本の咬度表による評価). また整容面においても骨再建を行った方が有意に良好な結果が得られた. 発声機能においては両群に有意差はなかった[19].

腓骨皮弁再建を行った症例の方が嚥下機能は優れていたが, 軟部組織のみの再建を行った症例でも術後経過とともに嚥下機能は改善した. 全例経口摂取可能で常食摂取5例, 軟食摂取7例, 流動食摂取1例という結果であった. 術直後よりゴム牽引を用いて顎間牽引療法を入院中のみ行い, 退院後牽引療法は中止しているが食事を続けることで咬合の改善が得られた.

軟部組織のみの再建では術後に皮弁の下垂が生じやすく, 自家骨やプレートでの硬性再建を行った場合と比較して整容面で劣ることがある. 我々の行った軟部組織のみの再建では, 腓骨皮弁再建と比較して統計学的に有意に満足度が低かった. 前外側大腿皮弁による再建時には, 我々は皮弁が下垂しないよう大腿筋膜を用いて皮弁皮下組織と切除された咬筋断端などとを皮弁を挙上するように縫着することで皮弁下垂を防止するようにしている.

顎補綴

顎義歯やインプラント義歯の装着によって咬合や咀嚼機能の改善が期待できるだけでなく, 整容面においても改善が期待できる.

顎義歯装着は口唇の閉鎖を容易にして嚥下機能(第1期；口腔期)の改善が得られるとともに, 下口唇形態を改善するなど患者にとって利点が大きい. 術前から義歯を使用していた患者の多くは術後も同様に義歯の装着が可能であると思っているが, 下口唇の内反, 口腔前庭の欠如, 口唇の短縮, 皮弁と顎堤間の狭小化など顎義歯の維持安定に関わる形態が得られず, 自家骨再建後に1期的に顎義歯装着が可能となることは容易ではない. したがって顎義歯装着のために顎堤形成や皮弁の移動など2次的手術が必要になることがある.

咬合などの機能や整容面での良好な顎義歯やインプラント義歯を装着するためには, 上下顎歯列の配列および顎堤の位置関係が重要である[20]. 良好な顎形態を再建するために, 切除医, 再建外科医の間でのシミュレーションだけでなく, 術前からの補綴科医などの歯科医の介入を得ることで術後の円滑な口腔リハビリテーションが行える.

我々は下顎辺縁切除および舌亜全摘後, 遊離腹直筋皮弁で再建した無歯顎患者に対して顎義歯装着のための顎堤形成手術を行った. その際, 顎顔面補綴医に手術参加してもらい顎義歯が装着しやすい顎堤形成作成の指導を直接受けるようにした. 顎顔面補綴医を中心に口腔外科医, 再建外科医が連携し, 3Dシミュレーション, 手術計画および術中ディスカッションを行うことで良好な顎義歯の作成が可能であった[21].

まとめ

我々が行っている下顎再建方法などに関して述べてきたが, 「遊離皮弁をきれいに仕上げる」工夫として, ① プレート再建例では run-through technique を用いることでプレートの露出や感染を防ぐことで顎形態を損なわないようにする. ② 腓骨皮弁再建例では, ヒラメ筋を顎下に充填し軟部組織の輪郭形成に用い, オトガイ隆起を形成する骨切りを行う. ③ 軟部組織再建例では, ゴム牽引による顎間牽引療法を行うことで顎偏位の早期修正を図ることと, 可能であれば皮弁下垂防止のために術中に筋膜などによる皮弁の挙上を行っている.

下顎再建において重要なことのひとつとして局所や全身の術後合併症の防止が挙げられる. 合併症が生ずることで患者の術後機能や整容面などのQOL低下や入院期間の延長などをもたらす. 癌の進行度, 患者の年齢, 切除範囲, 併存疾患, 残存対合歯の数などを総合的に判断し, 無理のない適切な再建方法を選択することは, 術後合併症発症の頻度を低下させ, 術後の速やかな体力回復につながる. 皮弁の選択から, 皮弁縫着時には顎下部などに死腔を作らない, 適切な位置に吸引ドレーンを留置することなどに留意することも重要である.

下顎再建では, 咬合や嚥下などのよりよい機能

回復を目指すことと整容面の改善も期待される。
そのために 3D モデル，カスタムメイドプレート
の使用によるシミュレーションサージャリーや骨
切りに関する術前計画を行うとともに，切除医，
再建外科医，口腔外科医，顎顔面補綴医などの医
師・歯科医師が連携しそれぞれの領域での適切な
治療が行われ，術後の円滑なリハビリテーション
の施行が求められる。

参考文献

1) Boyd, J. B.：Use of reconstruction plates in conjunction with soft-tissue free flaps for oromandibular reconstruction. Clin Plast Surg. **21**(1)：69-77, 1994.

2) Bauer, E., et al.：Complications after soft tissue with plate vs bony mandibular reconstruction：a systematic review and meta-analysis. Otolaryngol Head Neck Surg. **164**(3)：501-511, 2021.

3) Ryu, J. K., et al.：Mandibular reconstruction using a titanium plate：the impact of radiation therapy on plate preservation. Int J Radiat Oncol Biol Phys. **32**(3)：627-634, 1995.

4) Nicholson, R. E., et al.：Factors involved in long- and short-term mandibular plate exposure. Arch Otolaryngol Head Neck Surg. **123**(2)：217-222, 1997.

5) Okura, M., et al.：Long-term outcome and factors influencing bridging plates for mandibular reconstruction. Oral Oncol. **41**(8)：791-798, 2005.

6) Kawasaki, G., et al.：Clinical study of reconstruction plates used in the surgery for mandibular discontinuity defect. In Vivo. **33**(1)：191-194, 2019.

7) Sakakibara, A., et al.：Risk factors and surgical refinements of postresective mandibular reconstruction：a retrospective study. Plast Surg Int. **2014**：893746, 2014.

8) Yokoo, S., et al.：Indications for vascularized free rectus abdominis musculocutaneous flap in oromandibular region in terms of efficiency of anterior rectus sheath. Microsurgery. **23**(2)：96-102, 2003.

9) 永松将吾ほか：再建プレートと遊離皮弁移植による下顎再建—連続 30 手術における合併症と対策—. 日マイクロ会誌. **34**(3)：86-95, 2021.

10) 永松将吾ほか：金属プレートによる下顎再建術式の工夫～no touch technique～. 日マイクロ会誌. **27**(2)：48-55, 2014.

11) Fujiki, M., et al.：A "no-touch-technique" in mandibular reconstruction with reconstruction plate and free flap transfer. Microsurgery. **36**(2)：115-120, 2016.

12) Fry, A. M., et al.：Osteotomising the fibular free flap：an anatomical perspective. Br J Oral maxillofacial Surg. **54**(6)：692-693, 2016.

13) Cho, B. C., et al.：Blood supply to osteocutaneous free fibula flap and peroneus longus muscle：prospective anatomic study and clinical applications. Plast Reconstr Surg. **108**(7)：1963-1971, 2001.

14) Ni, Y., et al.：The application of fibular free flap with flexor hallucis longus in maxilla or mandible extensive defect：a comparison study with conventional flap. World J Surg Oncol. **16**(1)：149, 2018.

15) Kuo, Y. R., et al.：Free fibula osteocutaneous flap with soleus muscle as a chimeric flap for reconstructing mandibular segmental defect after oral cancer ablation. Ann Plast Surg. **64**(6)：738-742, 2010.

16) Huang, Y. C., et al.：Functional assessment of donor-site morbidity after harvest of a fibula chimeric flap with a sheet of soleus muscle for mandibular composite defect reconstruction. Microsurgery. **32**(1)：20-25, 2012.

17) Mannelli, G., et al.：Double free flaps in oral cavity and oropharynx reconstruction：Systematic review, indications and limits. Oral Oncol. **104**：104637, 2020.

18) 太田悠介ほか：口腔癌手術における硬性再建—遊離腓骨皮弁の特徴・適応とカスタムメイドプレートの使用経験—. JOHNS. **37**(5)：500-504, 2021.

19) Mizukami, T., et al.：Reconstruction of lateral mandibular defect：a comparison of functional and aesthetic outcomes of bony reconstruction vs soft tissue reconstruction-long-term follow-up. Acta Otolaryngol. **133**(12)：1304-1310, 2013.

20) 勅使河原大輔，去川俊二：【実は知らなかった！新たに学ぶ頭頸部再建周術期管理の 10 の盲点】義歯を用いた術後口腔リハビリテーション. PEPARS. **168**：47-56, 2020.

21) 松川良平ほか：下顎骨辺縁切除・腹直筋皮弁再建患者に対する顎堤形成術のための術前シミュレーションの有用性. 顎顔面補綴. **43**(2)：85-93, 2020.

PEPARS No.182：86-96, 2022

◆特集／遊離皮弁をきれいに仕上げる─私の工夫─

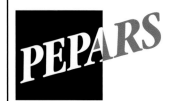

遊離皮弁による外鼻再建に必要な Decision Making

安永能周[*1]　中川雅裕[*2]　三島吉登[*3]　岩澤幹直[*4]

Key Words：外鼻再建(nasal reconstruction)，遊離皮弁(free flap)，前腕皮弁(forearm flap)，正中前額皮弁(median forehead flap)，テンプレート(surgical template)，ティッシュエキスパンダー(tissue expander)

Abstract　　遊離皮弁を用いた外鼻再建の適応は，① 左右の鼻腔粘膜と鼻中隔前方が切除された症例（正中欠損型）と，② 外鼻と周囲組織の複合組織欠損（側方欠損型）の2つである．遊離皮弁による外鼻再建を自然な形態に仕上げるために必要な Decision Making と，我々が行っている工夫について解説した．

はじめに

　外鼻再建の目的は，単に欠損を被覆するだけでなく，色調と質感の連続性を有する自然な形態と，機能(鼻呼吸)を両立することである[1]．自然な外鼻の形態とは，単一な曲面からなる立体ではなく，subunit と呼ばれるいくつかの異なる曲面の集合体である．Yotsuyanagi は低く，鼻筋(びきん)がなく，眉間が扁平というアジア人の外鼻の特徴を指摘し，眉間，鼻背，鼻尖，右鼻翼，左鼻翼，の5つの subunit に分けて捉えている[2]．

＊1　Yoshichika YASUNAGA, 〒411-8777　静岡県駿東郡長泉町下長窪1007 静岡県立静岡がんセンター再建・形成外科，部長
＊2　Masahiro NAKAGAWA, 〒431-3192　浜松市東区半田山一丁目20番1号　浜松医科大学医学部附属病院形成外科，特任教授
＊3　Yoshito MISHIMA, 〒380-8582　長野市若里五丁目22番1号　長野赤十字病院形成外科，部長
＊4　Motonao IWASAWA, 〒389-2295　飯山市大字飯山226-1　飯山赤十字病院，院長

遊離皮弁による外鼻再建の適応

　遊離皮弁を用いるかどうかに関わらず，外鼻再建は，① 外皮(cover)，② 支持組織(support)，③ 裏打ち(lining)の3つの要素に分けて考える必要がある[3]．鼻腔粘膜まで欠損する外鼻全層欠損の場合に，最も重要なのは lining を十分な量の薄い組織で再建することで，raw surface を残すと鼻腔の狭窄や外鼻変形の原因となる．Lining の再建後に骨や軟骨で支持組織を作成し，外皮としてカラーマッチがよい顔面の皮弁で覆うことが，外鼻全層欠損に対する再建の基本である．

　遊離皮弁による外鼻再建の適応は，端的に言えば"遊離皮弁を用いなければ再建できない広範囲の外鼻全層欠損"となる．我々は，① 左右の鼻腔粘膜と鼻中隔前方が切除され，前腕皮弁でMcDonald's の M 字型の lining を作る必要がある症例(正中欠損型)と，② 外鼻と周囲組織(頬部皮膚，上口唇，上歯肉，硬口蓋，上顎洞)の複合組織欠損で，局所皮弁と正中前額皮弁[4]の組み合わせでは組織量が不足する症例(側方欠損型)，の2つが具体的な適応であると考えている．粘膜の欠損範囲が小さければ，たとえ外鼻が全層で欠損していても，局所皮弁(鼻唇溝皮弁[5]や鼻中隔粘軟骨膜

表 1. 遊離皮弁を用いた外鼻再建に必要な Decision Making

	検討項目	選択肢
1	再建の時期	• 切除と同時に再建する(1 次再建) • 後日, 再建を行う(2 次再建:永久標本で切除断端を確認する必要がある場合)
2	遊離皮弁	• 前腕皮弁(lining のみでよい場合) • ALT 皮弁(周囲組織との複合組織欠損の場合)
3	正中前額皮弁の時期	• 遊離皮弁で一旦, lining と外皮の両面を作ってから, 後に外皮を正中前額皮弁に置換(形態を優先する場合) • 遊離皮弁と同時(手術回数を優先する場合)
4	正中前額皮弁のデザイン	• テンプレート(欠損を正確に評価) • 皮膚茎を残す(切り離しが必要) • 島状皮弁(眉間が bulky になる)
5	正中前額皮弁の採取部	• TE(full expansion から 2 週以上あける必要) • 植皮(瘢痕を残す) • 縫縮(3 cm が限界) • Menick の開放療法[8](2 次治癒させる)
6	鼻尖〜鼻背の thinning	• TE による thinning(TE を皮下に挿入する) • 前額皮弁切離「前」(血流がよい状態で, 遠慮せずに薄くできる. 例:Menick の 3 期法[8]) • 前額皮弁切離「時」(血流を危惧して thinning が不十分になる)
7	支持組織を移植するタイミング	• 遊離皮弁と同時(鼻尖の位置を決めやすい) • 正中前額皮弁と同時(遊離皮弁の生着により, 移植床の血流が安定)
8	支持組織の種類	• 肋軟骨(吸収されない, 採取量に制限がない) • 耳甲介軟骨(自然な柔らかさ) • 鼻中隔軟骨(術野内で採取できる) • 腸骨(加工, 固定が容易)

弁[6]など)や耳甲介からの composite graft[7] で lining を作り, 必要に応じて支持組織を追加して, 正中前額皮弁や他の顔面の皮弁で覆うことによって, 遊離皮弁を使用せずに再建することが可能である.

遊離皮弁を用いた外鼻再建に必要な再建材料

遊離皮弁が必要な広範囲の外鼻全層欠損の場合, 再建材料はおおむね, ① 外皮:正中前額皮弁, ② 支持組織:肋軟骨, 耳甲介軟骨, 鼻中隔軟骨, 腸骨, ③ lining:橈側前腕皮弁(以下, 前腕皮弁), 前外側大腿(ALT)皮弁, に絞られる. 特に外皮については, 周囲の皮膚とのカラーマッチやテクスチャーマッチがよく, 安全に thinning できることから[4][8], 正中前額皮弁が最適である. 正中前額皮弁をデザインする際には, Menick ら[9] が報告した手術用テンプレートを用いて, 移植すべき外皮の位置関係, 大きさ, 形を subunit 単位で正確に評価することが重要である(症例 1). 皮弁採取部を縫縮できない場合には, エキスパンダー(TE)による前額皮膚の拡張か, 採取部への植皮

を行う. また TE は前額皮弁を 1〜2 mm まで薄くすることが可能であり, 外鼻の複雑な曲面を表現するのに有用である. TE の挿入部位(皮弁作成部位か, その両側か), 挿入する層(皮下か, 帽状腱膜(galea)〜前頭筋下か), 挿入期間には, 術者の方針次第で選択の幅がある. 我々は基本的に TE を正中前額皮弁の採取予定部位の皮下に挿入し, 再収縮を防ぐために full expansion から皮弁挙上まで 2 週以上あけることにしている(症例 2 は挿入から 3 週). 皮下への挿入は皮弁の delay 効果と薄さ, 拡張しやすさの点で有利である(症例 1, 2 は以前の症例であり, galea 下に挿入). 正中前額皮弁を栄養する滑車上動脈が眼窩上縁から 1〜2 cm で前頭筋を貫いて皮下に立ち上がるので[4], 皮下ポケットの作成は眼窩上縁から 2 cm までに留めている. また, lining に用いる遊離皮弁には, 複雑な形態を作成するために薄くてしなやかであり, かつ, 長い血管茎を持つことが求められるので, 前腕皮弁が第 1 選択である. 外鼻だけでなく周囲組織にも欠損があり, 薄さよりも組織量が必要な場合には ALT 皮弁を選択する(症例 1).

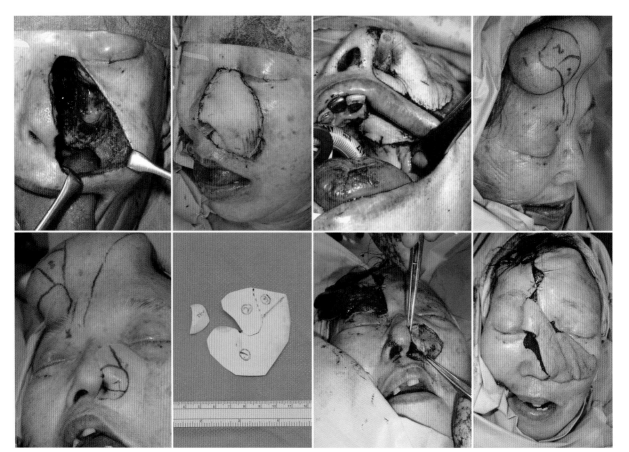

図 1-a〜h. 症例 1：60 代, 女性. 有棘細胞癌再発（左鼻翼）, 側方欠損型.
1 次再建（合計手術回数：5 回）

a〜c：1 回目. 外鼻左半分と頬部皮膚, 上口唇, 上歯肉, 硬口蓋, 上顎洞の複合組織欠損. ALT
　　皮弁で鼻腔と口腔を遮断し, さらに, lining（裏）と外皮（表）の両面を再建した.

d〜h：3 回目. TE 挿入 4 か月後. 手術用テンプレートを用いて移植すべき外皮の位置関係, 大
　　きさ, 形を, subunit 単位で正確に, 拡張した前額皮膚にデザインした. ALT 皮弁の一部を翻
　　転して lining を鼻孔縁まで追加した. 耳甲介軟骨で鼻翼の支持組織を再建した後に, 外皮とし
　　て正中前額皮弁を移植した.

遊離皮弁を用いた外鼻再建に必要な
Decision Making

　外鼻はいくつかの異なる曲面の集合からなる複雑な立体であるため, ただでさえ, 自然な形態に仕上げることが難しい. しかし, それ以上に遊離皮弁による外鼻再建を難しくしているのは, 他の再建には類を見ない数の Decision Making を必要とすることである. まず, ①3 要素（lining, 支持組織, 外皮）に, それぞれ選択肢がある. 次に ②1 次再建か 2 次再建かを決める必要がある. そして ③3 要素を移植するタイミング（順序, あるいは, どれとどれを同時に行うか）を決める必要が

ある. この ①〜③ の組み合わせだけで, 相当な数の選択肢が生じる. 加えて, 再建材料の選択だけでなく, 加工方法や移植手技を選ぶ必要（例：肋軟骨を L 字で移植するか, cantilever graft[10]（cantilever＝片持ち梁）にするか）がある.

　原則的には, 橋川が顔面の全層組織欠損に対する再建戦略として提唱した Step-surgery concept[11] に準じて, はじめに欠損の充填を目的として遊離皮弁移植を行い, 後に整容的修正を目的として外皮を正中前額皮弁に置換する. 複数回の手術に分けて段階的に再建を行うことになるが, 予め「○回の手術を予定し, △回目に▲▲を行う」という手術スケジュールを決めておき, 患者の理解

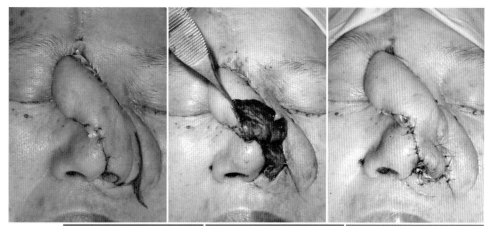

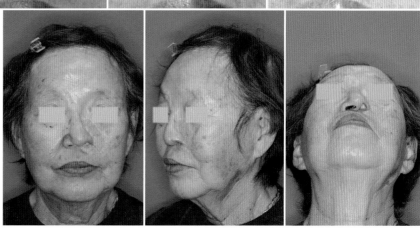

図 1-i～n.
症例1のつづき

　i～k：4回目．正中前額皮弁
　　　移植3週後．切り離し前に鼻
　　　翼部分のthinningと，鼻翼溝
　　　を作るためのquilting suture
　　　を行った．

　l～n：術後．Unitやsubunit
　　　の境界が合っており，自然な
　　　形態である．鼻柱が患側に倒
　　　れている．ALT皮弁でlining
　　　を作成したため，鼻腔が狭い．

表 2．症例1：60代．女性

		1回目	2回目	3回目	4回目	5回目
時期（前回の手術の）		―	1年後	4か月後	3週後	3週後
腫瘍切除		○				
遊離皮弁		ALT （裏・表）				
支持組織				耳甲介軟骨		
正中前額皮弁	TE		galea下	テンプレート評価		
	デザイン			皮膚茎		
	植皮			不要		
	thinning				○	
	切り離し					○

を得ておく必要がある．我々が遊離皮弁を用いた
外鼻再建の前に決める必要があると考えているの
は，表1に示す8項目である．

症例提示

　症例1：60代．女性．有棘細胞癌再発（左鼻翼）
（図1，表2）
　側方欠損型．外鼻左半分，頬部皮膚，上口唇，

上歯肉，硬口蓋，上顎洞が切除され，鼻中隔は温
存された．1次再建を選択し，5回の手術で再建を
終えた．正中前額皮弁のデザインに手術用テンプ
レートを用いた（図1-d～f）．

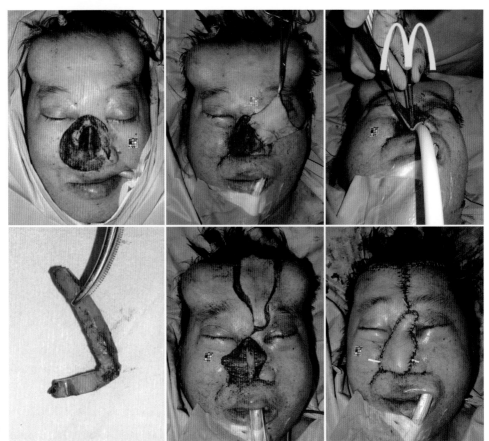

```
a b c
d e f
```

図 2-a〜f. 症例 2：60 代，男性．有棘細胞癌(右鼻翼，T3N1M0)．正中欠損
　　　型．2 次再建(合計手術回数：2 回)．
　a：1 回目．左右の鼻腔粘膜と鼻中隔前方が切除された．前額左右の galea 下
　　　に TE を挿入した．
　b〜f：2 回目．TE 挿入 3 週後．外鼻の unit に一致するように，右頬部皮膚
　　　を梨状孔縁まで前進して，梨状孔縁にドリルで穴を開けて縫い付けた．内
　　　腔保持のために直径 8 mm の経鼻エアウェイを挿入して，McDonald's の M
　　　字型の lining を作るように前腕皮弁を縫い付けた．

　症例 2：60 代，男性．有棘細胞癌(右鼻翼，
T3N1M0)(図 2，表 3)

　正中欠損型．左右の鼻腔粘膜と鼻中隔前方が切
除された．2 次再建を選択し，切除時に TE を挿
入した．2 回の手術で再建を終えた．内腔保持の
ために直径 8 mm の経鼻エアウェイを挿入して，
前腕皮弁で McDonald's の M 字型になるように
lining を作成した(図 2-c)．

　反省点として TE 挿入後 3 週という短期間で正
中前額皮弁を挙上したため，拡張が不十分で，前
額部が創離解して瘢痕を生じた．また，移植床の
血流が安定するのを待たずに，L 字型肋軟骨(図 2-
d)を前腕皮弁と同時に移植し，さらに鼻柱部分を
正中前額皮弁の一番末梢で覆ったため，肋軟骨を
前鼻棘に固定したミニプレートが感染して，プ
レートと鼻柱部分の肋軟骨(strut＝支柱)の摘出
を要した(図 2-g, h)．人工物が鼻柱部分に来ない
ように，長尺のスクリューを鼻尖から鼻柱の
strut 内に通して，前鼻棘に固定すべきだった．

　ちなみに，スクリューは長さ 20 mm までであ
れば下顎再建用のプレートセットに含まれている
が(メーカーよっては 18 mm まで)，それ以上の
長さが必要な場合には，橈骨遠位端骨折用のプ
レートセットを用意する．
```
```

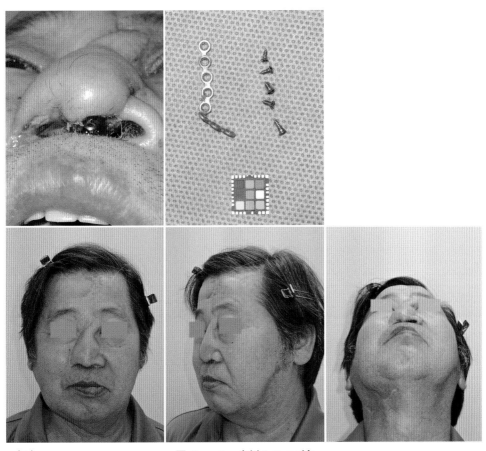

図 **2-g～k**. 症例 2 のつづき

g，h：プレート摘出時．鼻柱部分の肋軟骨も摘出した．

i～k：術後．外鼻 unit の境界は合っているが，thinning しなかったため，subunit の境界が不明瞭である．鼻柱部分の肋軟骨を摘出したため，鼻尖が低い．鼻呼吸は可能である．正中前額皮弁を島状皮弁にしたため，眉間がbulky である．TE の拡張期間が短かったため，前額部が創離解して瘢痕が残っている．

表 **3**. 症例 2：60 代．男性

		1 回目	2 回目
時期（前回の手術の）		―	3 週後
腫瘍切除		○	
遊離皮弁		永久標本待ち	前腕（裏のみ）
支持組織			肋軟骨（L 字型）
正中前額皮弁	TE	galea 下	
	デザイン		島状皮弁
	植皮		不要
	thinning		なし
	切り離し		不要

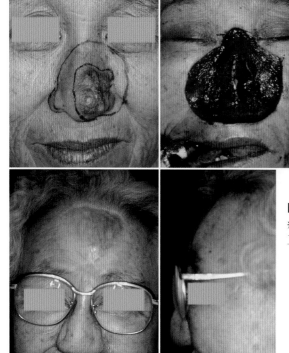

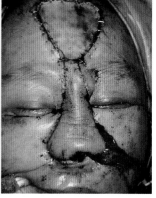

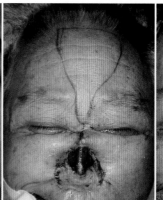

a	b	c	d
e	f		

図 3.
症例 3：70 代，女性．有棘細胞癌(鼻尖〜左鼻翼，T2N0M0)，
正中欠損型．2 次再建(合計手術回数：2 回)
　　a，b：1 回目．2 cm のマージンで腫瘍切除，鼻中隔は温存
　　　　した．創部周囲を前進縫合して，左右対称の欠損創とした．
　　c，d：2 回目．切除 4 週後．前腕皮弁で lining を再建し，同
　　　　時に正中前額皮弁で外皮を再建した．正中前額皮弁の採取
　　　　部には鎖骨上部から全層植皮した．
　　e，f：術後．外鼻は unit に合致した．2 期的に両鼻翼，鼻尖
　　　　に軟骨移植を計画していたが，本人が希望しなかった．鼻
　　　　尖は低いが鼻呼吸可能である．

表 4．症例 3：70 代，女性

		1 回目	2 回目	3 回目
時期(前回の手術の)		—	4 週後	
腫瘍切除		○		
遊離皮弁		永久標本待ち	前腕(裏のみ)	
支持組織				希望なし
正中前額皮弁	TE	なし		
	デザイン		島状皮弁	
	植皮		○	
	thinning		なし	
	切り離し		不要	

症例 3：70 代，女性．有棘細胞癌(鼻尖〜左鼻翼，T2N0M0)(図 3，表 4)

正中欠損型．2 cm のマージンで腫瘍切除，鼻中隔は温存した．創部周囲を前進縫合して，左右対称な欠損創とした．腫瘍切除の 4 週後に 2 次再建を行った．2 期的に両鼻翼，鼻尖に軟骨移植を計画していたが，本人が希望されず，2 回の手術で再建を終えた．

症例 4：60 代，男性．有棘細胞癌(右鼻翼〜上口唇，T2N0M0)(図 4，表 5)

側方欠損型．2 cm のマージンで外鼻右半分，頬部皮膚，上口唇が切除され，鼻中隔は温存した．1 次再建を選択し，3 回の手術で再建を終えた．

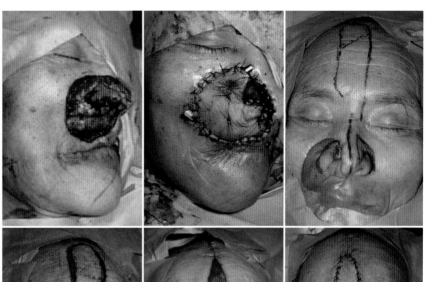
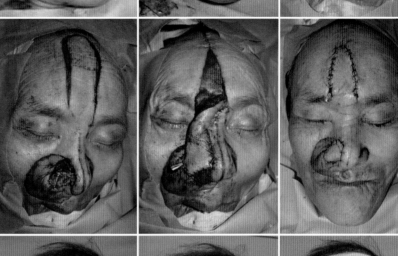
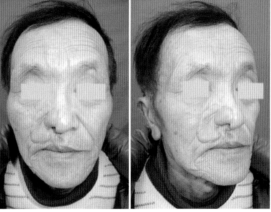
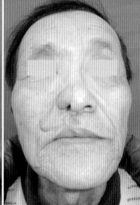

図 4.

症例4：60代．男性．

有棘細胞癌（右鼻翼～上口唇，
T2N0M0），側方欠損型．1次再建
（合計手術回数：3回）

a，b：1回目．2 cm のマージ
ンで外鼻右半分，頬部皮膚，
上口唇を切除し，鼻中隔は温
存した．前腕皮弁で右頬と上
口唇，右鼻孔底，右鼻孔を再
建し，lining 再建用の皮弁を
dog-ear 状に蓄えた．

c～e：2回目．4週後．蓄え
ておいた前腕皮弁の一部を
翻転して，lining を作成した．
耳甲介軟骨で鼻翼の支持組
織を再建した後に，外皮とし
て正中前額皮弁を移植した．

f：3回目．正中前額皮弁移植
2週後．鼻翼の subunit に合
わせ皮弁を切離した．

g～i：術後．鼻翼 subunit の
境界が合っている．

表 5．症例4：60代，男性

		1回目	2回目	3回目
時期（前回の手術の）		—	4週後	2週後
腫瘍切除		○		
遊離皮弁		前腕(裏・表)		
支持組織			耳甲介軟骨	
正中前額皮弁	TE	なし		
	デザイン		皮膚茎	
	植皮		不要	
	thinning		なし	
	切り離し			○

表 6. 形態を優先した遊離皮弁による外鼻再建の手術スケジュール（例）

		1回目	2回目	3回目	4回目
時期（前回の手術の）		－	full expansion の 2 週後	3 週後	3 週後
腫瘍切除		○			
遊離皮弁		前腕（裏・表）			
支持組織			肋軟骨		
正中前額皮弁	TE	皮下			
	デザイン	テンプレート評価	皮膚茎		
	植皮		不要		
	thinning			○	
	切り離し				○

考 察

外鼻の全層欠損はそれほど珍しくはないものの，遊離皮弁が必要な症例となると限られており，術者ごとの経験症例数は決して多くないと推測される．渉猟し得た限りでは，Salibian & Menick による 17 年間の前腕皮弁と正中前額皮弁を用いた外鼻再建の経験，47 例の報告が最多である[12]．Menick のグループは別の論文で，その卓越した術後成績とそこへ至る過程を，写真とわかり易い図を用いてコマ送りで報告しており[13]，一読の価値がある．

遊離皮弁を用いて外鼻再建を行うには，まず①遊離皮弁が必要であるかどうか，適応を判断し，次に②3 要素（lining，支持組織，外皮）にどの再建材料を選択するか決め，最後に③各要素を移植するタイミングを決める必要がある．しかし，各術者の経験症例数が少なければ，全体の手術スケジュールをイメージすることが難しく，術前に何を決めておけば良いのか，わからない．これまで，遊離皮弁による外鼻再建の適応や，再建に必要な Decision Making を説明した報告はほとんどなかったので[11)13)]，本稿では，我々が経験症例でたどった手術ステップを例示して説明した．

遊離皮弁による外鼻再建を行う際に，手術回数が増えても形態を優先するのか，あるいは，手術回数が少ないことを優先するのか，術者の方針や患者の希望，併存疾患によって，正解は異なる．過去の報告[8)11)13)]と我々の経験からは，自然な形態に仕上げることを優先すればするほど，手術回数

は増える傾向にある．

我々が 4 症例から学んだ，遊離皮弁による外鼻再建をきれいに仕上げるコツは，以下の 4 点である．①形態と手術回数のどちらを優先するのか，術前に患者と良く話し合う．予定通り再建を完遂するためには，患者の十分な理解と協力が不可欠である．②Step-surgery concept に準じ，はじめに遊離皮弁を移植し，後で外皮を正中前額皮弁に置換する．③支持組織は周囲の皮弁が生着し，移植床の血流が安定してから移植する．④正中前額皮弁は切り離す前に一旦，再挙上して，血流がある状態で十分な thinning を行う．縫い戻す時に quilting suture を行って皮弁を下床に固定し，subunit の境界を作る．また表 6 に，形態を優先して行う遊離皮弁による外鼻再建の，手術スケジュールの 1 例を示した．永久標本で切除断端を確認する必要がない場合を示し，2 回の全身麻酔手術（1，2 回目）と 2 回の局所麻酔手術（3，4 回目）で構成されている．

遊離皮弁による外鼻再建を行わない場合の代替治療は，エピテーゼである（図 5）．製作業者によるが，外鼻の場合はスペアを含めて 30 万円程度が相場のようである．残念ながら，眼球摘出後の眼窩エピテーゼ以外のエピテーゼは，治療用装具として健康保険による療養費の支給対象とはなっていない．つまり外鼻のエピテーゼには健康保険が効かず，全額自己負担になる．材質は医療用シリコンで，日々の使用によって摩耗や色調の変化が起きるため，数年から 10 年で補修や再作成を行う．初回作成時の型が保管されていれば，再作成

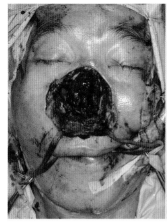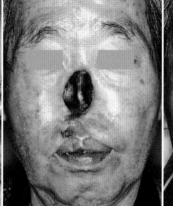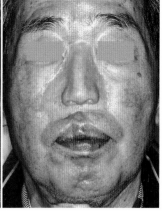

a | b | c

図 5. エピテーゼ
a：腫瘍切除時
b：エピテーゼ装着前
c：エピテーゼ装着後. 糊で装着する. 1日1回, 取り外して清掃が必要

時には初回ほど費用が掛からない. 専用の糊で装着するタイプが主流で, 1日1回, 取り外して清掃する必要がある. 眼鏡を併用すると視線が眼鏡の方に逸れて, エピテーゼと皮膚の境界が目立たなくなる効果がある. 特に併存疾患などのため, 手術を避けたい場合に選択肢となる. 外鼻再建は咽喉食摘後の遊離空腸再建や頭蓋底再建のような「生きていくための再建」よりも, 乳房再建のような「社会で生活を送るための再建」の方が近い. 外鼻再建を行うか, エピテーゼを選ぶかは, 患者自身の選択による. 再建外科医としては, 再建終了までのスケジュールや, エピテーゼを選択した場合に定期的にメンテナンス費用が発生することなどを説明した上で, 患者に選択してもらうことが重要である. エピテーゼの製作技術者はアーティストとして非常に高い技術と知識を有しているので, エピテーゼと競合関係にある遊離皮弁を用いた外鼻再建は, 形成外科の"art"としての側面が試される, 極めてchallengingでやり甲斐のある再建分野である.

まとめ

① 左右の鼻腔粘膜と鼻中隔前方が切除された症例（正中欠損型）と, ② 外鼻と周囲組織の複合組織欠損（側方欠損型）の2つが, 遊離皮弁を用いた外鼻再建の適応である. 遊離皮弁による外鼻再建をきれいに仕上げるコツは, ① 形態と手術回数のどちらを優先するのか, 患者とよく話し合ってから全体の手術スケジュールを立てる, ② はじめに遊離皮弁を移植し, 後で外皮を正中前額皮弁に置換する, ③ 支持組織は周囲の皮弁が生着し, 移植床の血流が安定してから移植する, ④ 正中前額皮弁は切り離す前に一旦, 再挙上して, 血流がある状態で十分なthinningを行う, の4点である.

謝 辞

本稿を終えるにあたり, エピテーゼについて症例写真の提供と助言を賜りました, 四国がんセンター歯科の古川康平先生に, 心より深謝致します.

参考文献

1) 苅部綾香, 林 礼人：【皮膚悪性腫瘍はこう手術する─Oncoplastic Surgeryの実際─】外鼻の基底細胞癌. PEPARS. 152：35-43, 2019.
2) Yotsuyanagi, T., et al.：Nasal reconstruction based on aesthetic subunits in Orientals. Plast Reconstr Surg. 106：36-44；discussion 45-46, 2000.
   Summary アジア人の外鼻の特徴を指摘し, 5つのsubunitに分類.
3) Menick, F. J.：Facial reconstruction with local and distant tissue；the interface of aesthetic and reconstructive surgery. Plast Reconstr Surg. 102：1424-1433, 1998.

4) 梅本泰孝ほか：滑車上動脈の三次元的血管解剖に基づく前額皮弁の挙上法．形成外科．**41**：259-264，1998．
Summary 血管解剖に基づいて正中前額皮弁の挙上法をわかり易く解説．

5) 大崎健夫ほか：Nasolabial flap による鼻腔裏打ち再建の経験．Skin Cancer．**27**：186-190，2012．

6) Menick, F. J.：Nasal reconstruction. Plast Reconstr Surg. **125**：138e-150e, 2010.
Summary 鼻中隔粘軟骨膜弁による lining の作成方法を解説(Fig. 5.)．

7) 杠　俊介：耳甲介複合組織移植を用いた外鼻形成．形成外科．**60**(増刊)：S94-S101，2017．
Summary 耳甲介からの composite graft を lining に用いた，外鼻全層欠損の再建を解説(図6)．

8) Menick, F. J.：A 10-year experience in nasal reconstruction with the three-stage forehead flap. Plast Reconstr Surg. **109**：1839-1855；discussion 1856-1861, 2002.
Summary 正中前額皮弁を3期に分けて移植し，thinning と quilting suture を行って subunit の境界を作る方法を解説．

9) Menick, F. J.：Practical details of nasal reconstruction. Plast Reconstr Surg. **131**：613e-630e, 2013.
Summary 移植すべき外皮の位置関係，大きさ，形を subunit 単位で正確に評価するための手術用テンプレートの実例を報告(Fig. 4.)．

10) 深水秀一，藤原雅雄：鼻全層欠損の再建．形成外科．**53**：407-416，2010．
Summary 肋軟骨の移植について，3種類の方法を図示(図6)．

11) 橋川和信ほか：顔面の全層欠損に対する再建戦略 Step-Surgery Concept．日マイクロ会誌．**20**：46-53，2007．
Summary 顔面の全層欠損に対し，はじめに欠損の充填を目的に遊離皮弁移植を行い，後に整容的修正を目的として外皮を顔面・頸部の皮膚に置換する再建戦略を提唱．

12) Salibian, A. H., Menick, F. J.：Microvascular reconstruction of the nose with the radial forearm flap：a 17-year experience in 47 patients. Plast Reconstr Surg. **144**：199-210, 2019.
Summary 17年間，47例に及ぶ前腕皮弁と正中前額皮弁を用いた外鼻再建の経験を報告．

13) Menick, F. J., Salibian, A. H.：Microvascular repair of heminasal, subtotal, and total nasal defects with a folded radial forearm flap and a full-thickness forehead flap. Plast Reconstr Surg. **127**：637-651, 2011.
Summary 前腕皮弁と正中前額皮弁を用いた全外鼻再建の卓越した術後成績とそこへ至る過程を，写真とわかりやすい図を用いてコマ送りで報告した必読の文献．

PEPARS

各号定価 3,300 円(本体 3,000 円＋税)．ただし，増大号の
ため，No. 123, 135, 147, 159, 171 は定価 5,720 円 (本体 5,200
円＋税)．
在庫僅少品もございます．品切の場合はご容赦ください．
　　　　　　　　　　　　　　　　　　(2022 年 1 月現在)

掲載されていないバックナンバーにつきまし
ては，弊社ホームページ(www.zenniti.com)
をご覧下さい．

click

┌──────────────────────────────────────┐
│ **2022 年　年間購読　受付中！**
│ 年間購読料　42,020 円(消費税込) (送料弊社負担)
│ (通常号 11 冊＋増大号 1 冊：合計 12 冊)
└──────────────────────────────────────┘

| 全日本病院出版会 | 検索 |

No. 182　編集企画：
　櫻庭　実　岩手医科大学教授

PEPARS　No. 182

2022年2月15日発行（毎月1回15日発行）

定価は表紙に表示してあります.

Printed in Japan

Ⓒ ZEN・NIHONBYOIN・SHUPPANKAI, 2022

発行者　　末　定　広　光
発行所　　株式会社　全日本病院出版会
〒113-0033　東京都文京区本郷3丁目16番4号
　　　　　電話（03）5689-5989　Fax（03）5689-8030
　　　　　郵便振替口座 00160-9-58753

印刷・製本　三報社印刷株式会社　　電話（03）3637-0005
広告取扱店　㈹日本医学広告社　　　電話（03）5226-2791